W0360467

Thomas Rogall

Hallux valgus

Die besten Übungen zur Selbsthilfe

Thomas Rogall

Hallux valgus

Die besten Übungen zur Selbsthilfe

nymphenburger

Die Ratschläge in diesem Buch sind von Autor und Verlag sorgfältig geprüft, dennoch kann keine Garantie übernommen werden. Jegliche Haftung des Autors bzw. des Verlages und seiner Beauftragten für Gesundheitsschäden sowie Personen-, Sach- und Vermögensschäden ist ausgeschlossen.

Für das Team der Fuß-Schule München

3. Auflage 2014

© 2013 nymphenburger in der
F.A. Herbig Verlagsbuchhandlung GmbH, München.
Alle Rechte vorbehalten.
Umschlaggestaltung: atelier-sanna.com, München
Umschlagfoto: getty-images, München
Fotos Innenteil: Ralf Blechschmidt, Katrin Winkler
Fotomodelle: Dana Hermer, Catherine Ross, Michaela Sauerwein, Timon Ullherr, Thomas Rogall
Skelettmodell: Erler und Zimmer
Hocker: MiShu
Grafiken: Computergrafik Theiss Heidolph, Dachau
Satz: Walter Typografie & Grafik, Würzburg
Gesetzt aus 10/14 pt. Optima
Druck und Binden: Offizin Andersen Nexö, Leipzig
Printed in Germany
ISBN 978-3-485-01437-3

Auch als ebook

www.fussschule.com
www.nymphenburger-verlag.de

Inhalt

Was tun bei Hallux valgus?

Lieben Sie enge, spitze Schuhe mit hohen Absätzen? Nein. Sie haben immer auf Ihre Absatzhöhe und die nötige Größe Ihrer Schuhe geachtet, haben „gesunde" Schuhe getragen. Auch beim Kauf Ihrer Strümpfe und Socken haben Sie Sorgfalt walten lassen. Es bildet sich aber trotz Ihrer Bemühungen eine zunehmende Verformung Ihres Großzehenballens. Sie wenden sich deshalb vielleicht an einen Facharzt für Orthopädie und es wird eine Diagnose erstellt: Hallux valgus.

Diagnose: Hallux valgus

Der Arzt blickt dazu auf Ihre Füße oder untersucht sie. Meistens stehen Sie bei der Untersuchung, selten werden Sie dabei gehen. Es werden vielleicht auch Röntgenbilder, Computertomografien oder Magnetresonanzaufnahmen von Ihren Füßen angefertigt. Nach der Erstellung der Diagnose wird Ihnen zuerst zu einer Einlagenfertigung und einer Schiene für die große Zehe geraten. Bei Schmerzen bekommen Sie zusätzlich Medikamente oder Spritzen. Sie werden auf die Möglichkeit einer Operation hingewiesen, um die Sie vielleicht in Ihrem Fall über kurz oder lang nicht herumkämen. Manchmal wird Ihnen sogar geraten, so früh wie möglich eine Operation in Erwägung zu ziehen, auch wenn Sie noch keine Schmerzen haben, da die Folgeschäden an Ihrem Fuß ansonsten schwerwiegend sein könnten. Sie werden den Arzt dann fragen, warum Sie trotz des Tragens von gesunden Schuhen einen Hallux valgus erworben haben, oder es plagt Sie ein schlechtes Gewissen, weil Sie in der Jugend oder auch noch jetzt im modischen Überschwang Schuhe nach dem äußeren Design und nicht nach der Form und Funktion Ihrer Füße gekauft haben. Jetzt wird Ihnen erklärt, dass ein Hallux valgus eine genetische Veranlagung sei. Sie können nichts dafür – wie beruhigend! Sie könnten das Blatt aber zum Positiven wenden, wenn Sie sich mit orthopädischen Hilfsmitteln oder der Operationskunst anfreundeten.

Selten höre ich von meinen Patienten, dass sie auf die Art und Weise, wie sie ihre Füße belasten, hingewiesen werden, dass Beschwerden etwas mit ihrer Art des Gehens zu tun haben, dass es einen Zusammenhang mit der Bewegung und Belastung der Füße durch ihren Körper gibt. Der Blick des Arztes richtet sich auf das Symptom und beleuchtet selten den Hintergrund. Dennoch ist es bei akuten Funktionsstörungen und Schmerzen sinnvoll, zu einem verständigen Arzt zu gehen und die Symptomatik auf bewährte medizinische Weise untersuchen zu lassen. Vor allem sollten Sie abklären lassen, ob die Beschwerden tatsächlich von Ihren Füßen ausgehen. Es kann auch durchaus sein, dass ein Bandscheibenvorfall, ein neurologisches Grundproblem oder

Die Belastung der Füße ist entscheidend

eine systemische Erkrankung vorhanden ist. Allerdings sollten Sie bei eindeutig diagnostizierten orthopädischen Beschwerden der Füße, bei der Entstehung eines Hallux valgus, die Ursache – Ihren Gang – nicht außer Acht lassen. Wenn Sie an Ihrem Gang arbeiten und die Feinmotorik Ihrer Füße und Ihrer Fußmuskulatur verbessern, können in vielen Fällen Operationen vermieden werden.

Hilfe zur Selbsthilfe

Ich habe in meiner langjährigen Arbeit als Physiotherapeut und Leiter der Fuß-Schule München für Sie ein Übungskonzept entwickelt, mit dem Sie das Problem der Bildung eines Hallux valgus mit Geschick und Fleiß selbst in den Griff bekommen können. Ich werde Ihnen in diesem Ratgeber die Zusammenhänge bei der Entstehung eines Hallux valgus und die wichtigsten Übungen zur Korrektur erläutern. Sie bekommen Tricks an die Hand, wie die Möglichkeit des Tapings (Korrektur der Stellung der Knochen mithilfe eines elastischen Klebebandes), sowie Informationen zu den Vor- und Nachteilen der verschiedenen angebotenen Schuhmodelle, Einlagen und dem Barfußgehen.
Sie werden durch vorbeugendes Training einen Hallux valgus vermeiden können, auch wenn Sie ab und an „schöne Schuhe" tragen wollen. Selbst gegen bereits schmerzende Füße werden Sie etwas unternehmen und den beginnenden Hallux valgus mit viel Fleiß verbessern. Sie werden eine koordinierte und

gesunde Belastung Ihrer Füße Schritt für Schritt üben. Gesunde Füße sind der Spiegel eines gesunden und gut koordinierten Körpers.

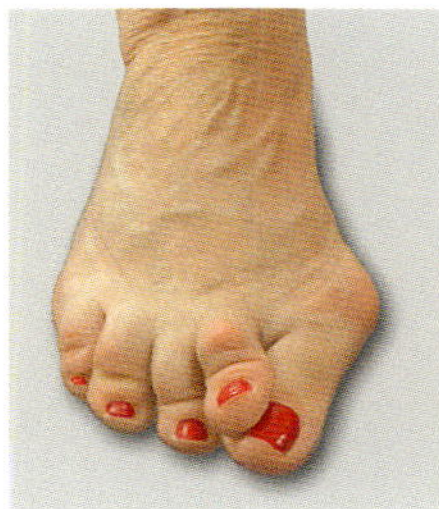
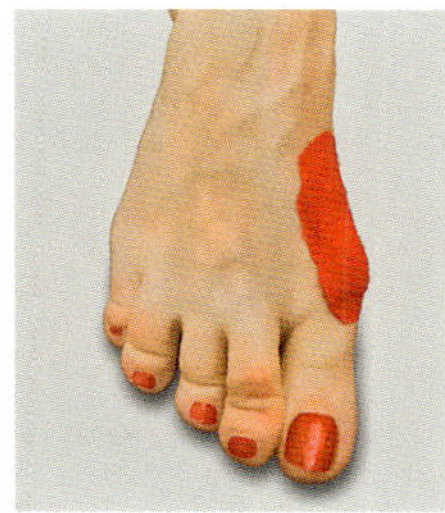
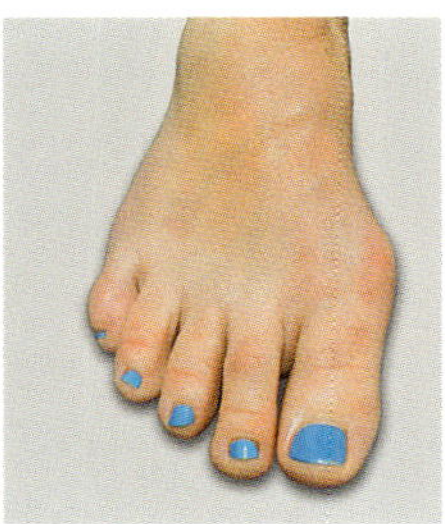
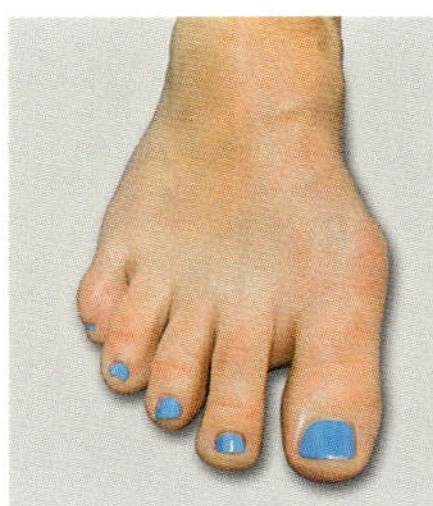
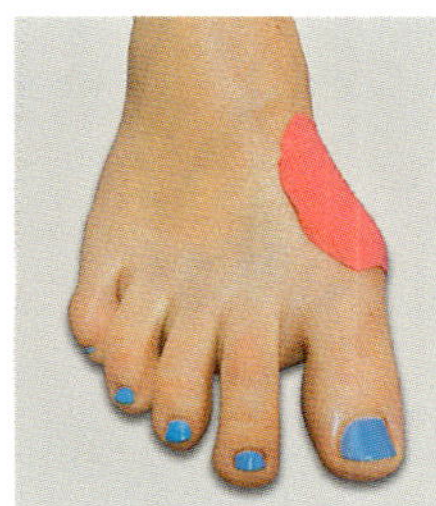
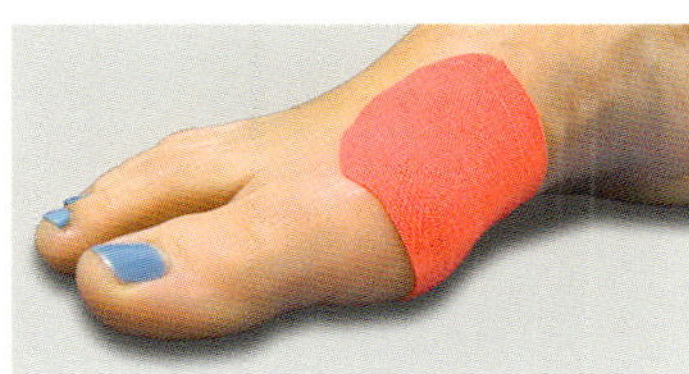

Patientinnen mit Hallux valgus erlernen aktives gestrecktes Halten der großen Zehe auf dem Boden

Die Entstehung des Hallux valgus

Der lateinische Begriff für die Großzehe lautet „Hallux". Die Bezeichnung „valgus" bezieht sich auf die Stellung der Großzehe: Beim Hallux valgus zeigt sie in Richtung des zweiten Zehs.

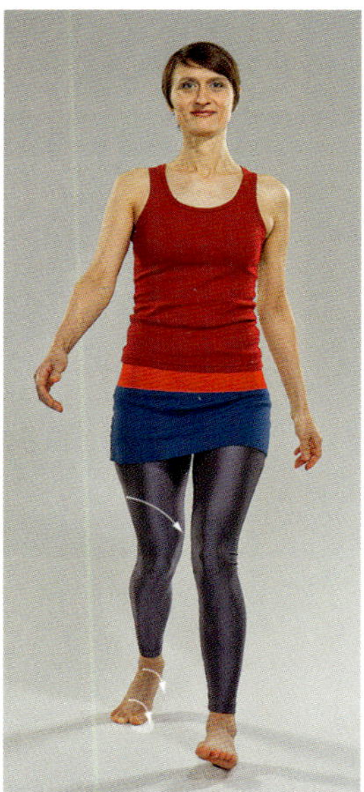

Da Sie mit hoher Wahrscheinlichkeit ohne einen Hallux valgus das Licht der Welt erblickten, er Ihnen nicht direkt vererbt wurde, sondern lediglich die Elastizität Ihres Gewebes ähnlich der des Gewebes Ihrer Eltern ist, sind Sie es, die dafür sorgen können, dass Sie ihn im Laufe Ihres Lebens erwerben – oder auch nicht. Sie haben es in der Hand beziehungsweise „im Fuß", die schmerzenden Begleiterscheinungen des Hallux valgus zu vermeiden.

Ein Hallux valgus entsteht vom Fuß aus betrachtet durch eine zu starke Innenkippung und Innendrehung des Rückfußes mit der Ferse bei Belastung im Gehen.

Die Ferse ist das „Steuerruder" für die Belastung des Vorfußes und damit der großen Zehe. Ihre Stellung ist für die gleichmäßige Verteilung Ihres Körpergewichtes zwischen der Innen- und der Außenseite des Vorfußquergewölbes verantwortlich.

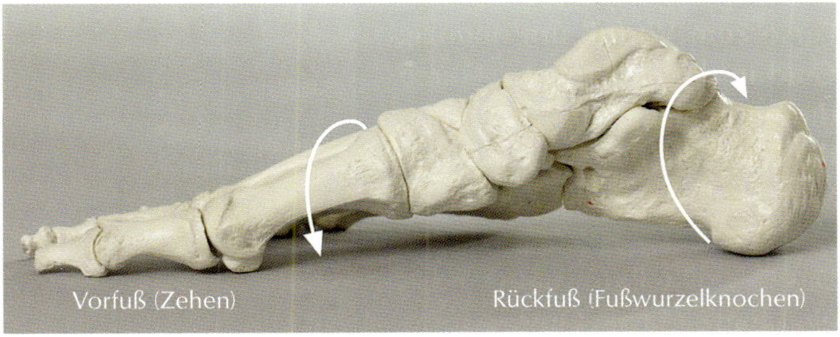

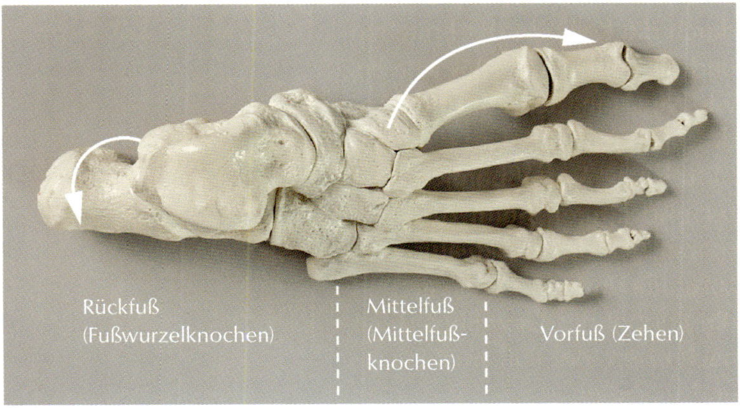

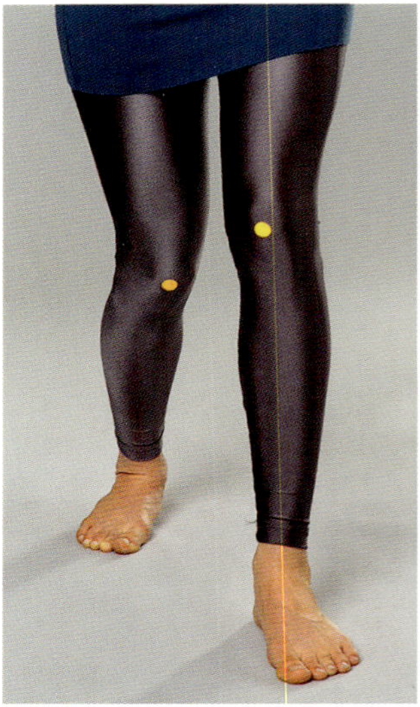

Das Gewölbe entstand im Laufe der Evolution vom vierbeinigen zum zweibeinigen aufrechten Gang durch die dreidimensionale Drehung des Rückfußes mit der Ferse zum Vorfuß um neunzig Grad in die Senkrechte. Durch diesen genialen Dreh „steuert" die Ferse die Belastung auf den Vorfußballen und die Zehen.

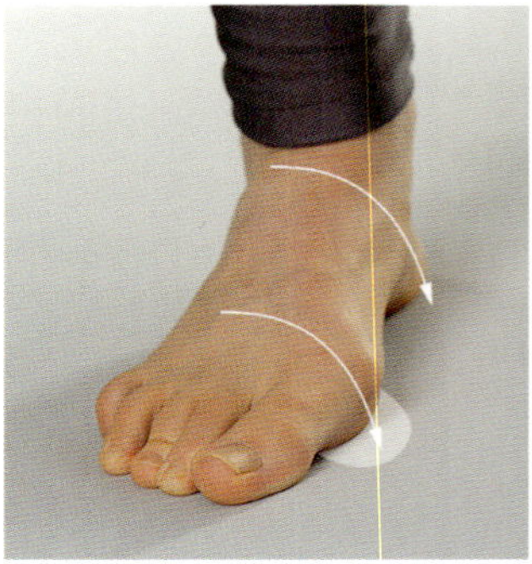

Das Gewölbe Ihres Fußes wird in ein Längs- und ein Quergewölbe unterteilt. Bei Belastung bietet es durch die Keilform der Knochen und die Aktivität der Weichteile, wie Muskeln, Sehnen und Bänder, Halt. Der Fuß wird dabei im Mittel- und Vorfußbereich breiter und länger. Beim Abdruck spannt sich die Muskulatur Ihrer Fußsohle und der Zehen an und die Kuppel des Gewölbes steigt nach oben, der Fuß wird kürzer und schmäler.

Auf den Fotos sehen Sie die Entstehung des Hallux valgus durch die Instabilität der Ferse und die daraus folgende Spreizung des Vorfußes. Die Innenseite des Fußes wird stark, die Außenseite des Fußes wenig belastet. Dadurch kann vor allem bei einem sehr elastischen Bindegewebe, wie es häufiger bei Frauen der Fall ist, Ihr erster Mittelfußknochen instabil werden, sich nach oben verdrehen und abspreizen. In Folge ziehen die langen Beuge- und Strecksehnen der Großzehe (Hallux) nicht mehr über die Mitte des Grundgelenkes der Großzehe. Sie wirken jetzt seitlich als Bogenspanner. Die große Zehe zeigt dann zunehmend zur zweiten Zehe.

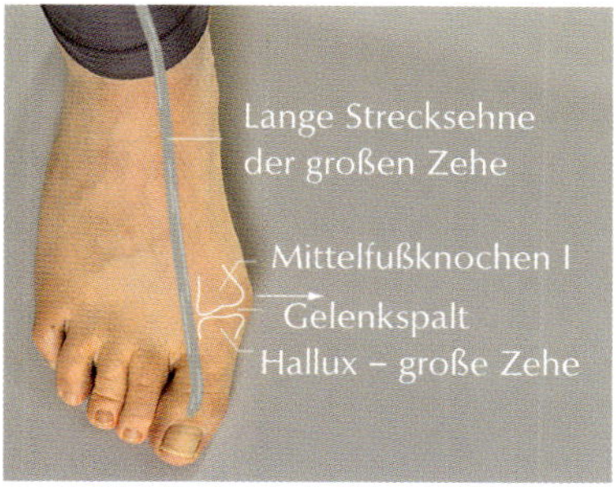

Die gesamte Körperhaltung hat Einfluss

Betrachten Sie bei der Entstehung eines Hallux valgus aber nicht nur Ihren Fuß und die Stellung Ihrer Ferse. Ihr Fuß ist in einer langen Bewegungskette mit dem ganzen Körper verbunden. Bevor sich an Ihren Füßen etwas verändert, muss sich die Stellung Ihres Beckens über dem Fuß verändern. Bei einem Hallux valgus liegt in den meisten Fällen eine Verkürzung oder Verspannung der Muskulatur und deren umhüllender Häute, der Muskelfaszien und Sehnen, im vorderen und inneren Bereich Ihrer Leisten und Oberschenkel vor. Diese verursacht eine Instabilität und Kippung des Beckens im Hüftgelenk. Die stabilisierende Muskulatur des Hüftgelenkes auf der Außen- und Rückseite Ihres Beckens wird geschwächt. Das Becken pendelt dadurch meist bei jedem Schritt instabil ein wenig nach außen zur Seite.

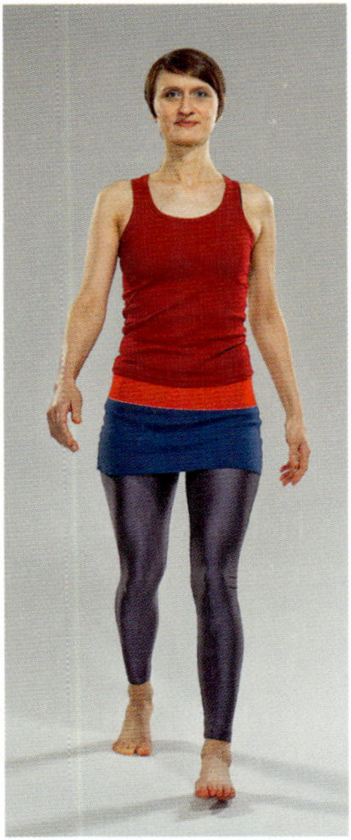

Stabilität des Beckens

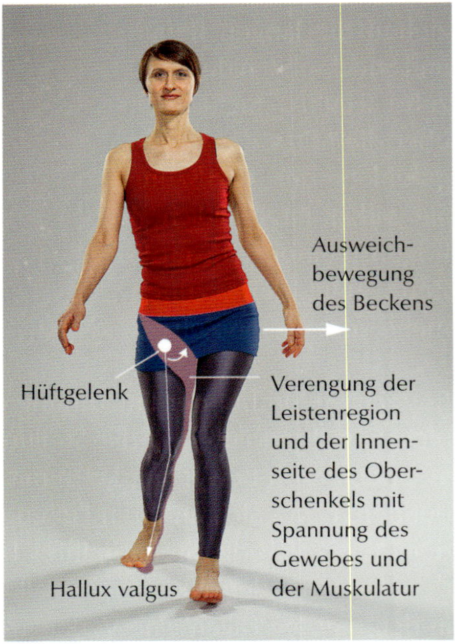

Beckenverschiebung mit Instabilität

Neben einem lebenslang vollkommen schmerzfreien ästhetischen Problem kann es durch die Fehlstellung der Großzehe zu Entzündungen und Schmerzen in ihrem Grundgelenk kommen. Der Gelenkspalt auf der zur zweiten Zehe gewandten Seite verschmälert sich. Es kann aus einer Arthrose (degenerativer altersbedingter Abbau des Gelenkknorpels) eine schmerzhafte Arthritis (akute Entzündung des Gelenks) entstehen. Bei einer immer wieder auftretenden Arthritis wird das Großzehengrundgelenk im Laufe der Zeit unbeweglicher und dies führt zu einer Versteifung, dem Hallux rigidus. Die häufigsten Probleme durch einen Hallux valgus entwickeln sich aber durch schmerzende Druckstellen. Sie entstehen an der Innen- und Oberseite des Vorfußballens und des großen Zehs sowie an dem vom Hallux zur Seite gedrängten zweiten Zeh (oder auch am dritten und vierten Zeh). Das Tragen von Schuhen wird zu einer qualvollen Pein. Sollte der Hallux valgus sich im Laufe der Jahre verstärken, wird die zweite Zehe sich häufig zu einer Krallen- oder Hammerzehe verformen. Auch die Spreizung des Vorfußquergewölbes kann Ihnen beim Abrollen auf der Fußunterseite Schmerzen bereiten. Um all diese unschönen Komplikationen oder gar eine Operation zu verhindern, folgt Ihr „erster Schritt".

Schmerzen entstehen oft durch Druckstellen

Das Übungseinmaleins zur Verbesserung des Hallux valgus

„Der erste Schritt"

Übungen für die große Zehe und das Quergewölbe des Fußes

Training der Feinmotorik des Fußes

Die folgenden Übungen richten sich an Ihre Fähigkeit zur Entwicklung der Feinmotorik Ihres Fußes, denn die Präzision seiner Bewegung ist Voraussetzung für die Korrektur des Hallux valgus und des Spreizfußes. Es gilt, die richtigen Muskeln zu trainieren und zu kräftigen. Verspannte oder verkürzte Muskeln sind zu lösen und zu entspannen. Die hier erläuterten Übungen unterscheiden sich dadurch von vielen angebotenen Empfehlungen wie dem Greifen von Handtüchern oder dem leider immer wieder praktizierten Vorfußballenstand, der die Situation bei einem Hallux valgus meist verschlechtert. Eine allgemeine Kräftigung der Fußmuskulatur ist nur bei gesunden Füßen sinnvoll.

Bei einem beginnenden oder bereits bestehenden Hallux valgus verbessern Sie deshalb die Abspreizung und Verdrehung des ersten Mittelfußknochens durch die folgenden zwei Übungen: „Der Bogen" und „Die Spirale". Diese Übungen sind sowohl zur gezielten Kräftigung der Fußmuskulatur Ihres Quergewölbes als auch zur Eigenmassage zur Entlastung bei akuten Schmerzen und Verspannungen im Vorfuß geeignet. Zur Stabilisierung Ihrer Bemühungen können Sie sich dann die Hilfe eines elastischen Tapes zunutze machen.

Konzentriertes und exaktes Üben

Sie sollten oft, aber nicht zu lange üben, da es vor allem am Anfang schwierig ist, bei sehr kleinen Bewegungen Ihres Fußes Konzentration und Geduld zu bewahren. Nach meiner Erfahrung sind 20 Minuten feinmotorischer Übungen des Fußes genug. Üben Sie langsam! Lassen Sie sich Zeit und setzen Sie sich nicht unter Druck.

Sollte Ihnen eine Übung mit dem Fuß nicht gelingen, können Sie Ihre Hände als Übungsmodell verwenden. Die Bewegungen mit Ihrer Hand sind geübter und der Bewegungsausschlag ist größer, sodass der gewünschte Bewegungsablauf leichter zu erkennen ist. Legen Sie dazu die gleichseitige Hand neben den Fuß. Ihre Hand besitzt wie Ihr Fuß ein Gewölbe, der Daumen entspricht der großen Zehe.

Der Bogen – Hilfe gegen akute Schmerzen und die Spreizung des Vorfußes

Setzen Sie sich auf ein Kissen (am besten eignet sich ein festes Meditationskissen) oder auf einen Stuhl. Wenn Sie mit einem Stuhl üben, nehmen Sie einen Hocker zur Hilfe, auf den Sie den übenden Fuß stellen. Ansonsten platzieren Sie den Fuß vor sich auf dem Boden. Ihr Fuß und Ihr Knie sollten in einer Linie mit Ihrer Schulter gerade nach vorn zeigen. Stellen Sie Ihren übenden Fuß so weit wie möglich von Ihrem Rumpf entfernt auf, aber so, dass Sie ihn noch gut mit beiden Händen erreichen und greifen können.

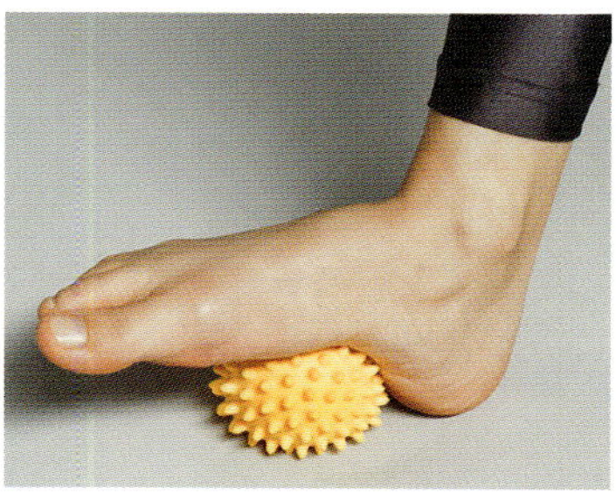

Bewegen Sie Ihren übenden Fuß mit der Ferse als Drehpunkt mit dem Fußrücken in Richtung Schienbein. Rollen Sie einen kleinen Ball unter die Mitte Ihres Fußes und entspannen Sie Ihren Fuß über dem Ball, ohne die Ferse vom Boden abzuheben.

Versuchen Sie, Ihre Zehen ein klein wenig zu strecken und zu fächern. Es entsteht ein winziger Abstand zwischen den Zehen (nicht zu viel!). Alle Zehen zeigen dabei geradeaus. Spannen Sie die Muskeln Ihrer Zehen so wenig wie möglich an. Ziehen Sie Ihre Zehen nicht nach oben oder unten. Mithilfe Ihrer Hände ziehen Sie alle gebeugten und verkürzten Zehen sanft in die Länge.

Versuchen Sie jetzt, Ihre große Zehe ebenfalls mit einer kleinen drehenden Bewegung in die Länge zu ziehen. Verlängern Sie besonders die zur zweiten Zehe zeigende Seite. Sie entspannen und verlängern dadurch die Streck- und Beugesehnen, die Ihre Zehe zur zweiten Zehe ziehen.

Greifen Sie jetzt die Fußaußenränder und formen Sie sanft einen Bogen. Halten Sie den Fuß mit den Händen im Mittelfußbereich. Spüren Sie dem angenehmen Bogen nach. Sie formen Ihr Quergewölbe! Versuchen Sie, langsam mit der Kraft Ihrer Hände nachzulassen. Ihr Ziel ist es, diese Stellung

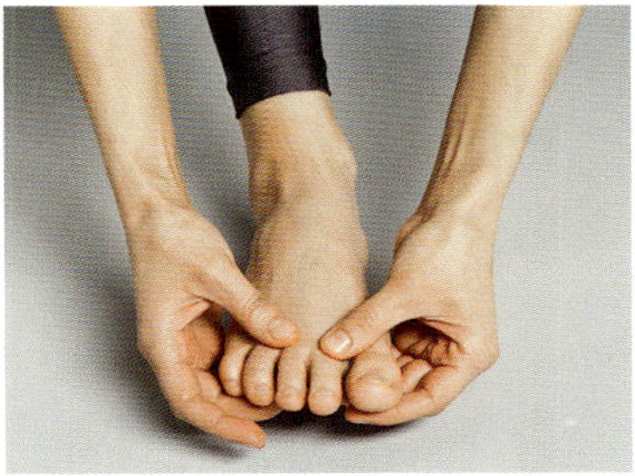

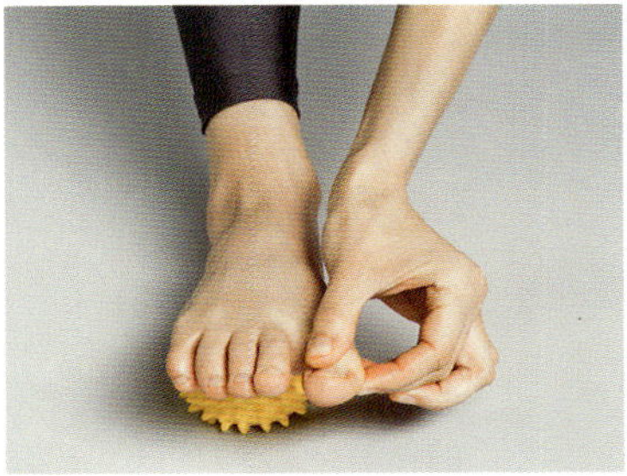

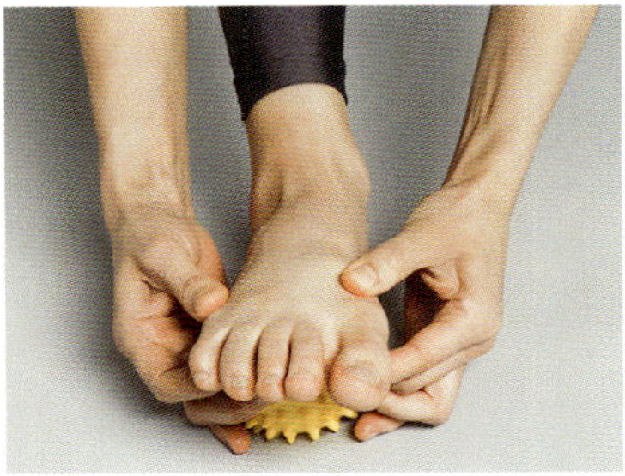

mit der Kraft der Fußmuskeln etwa sechs Sekunden lang zu halten. Legen Sie eine Pause von zwei Sekunden ein, bevor Sie es von Neuem probieren. Versuchen Sie, während der Formung des Bogens Ihre Zehen unablässig in die Länge zu strecken.
Die Fußsohle nimmt jetzt Kontakt mit dem Boden auf. Achten Sie darauf, dass die Ferse aufgerichtet ist und bleibt. Die Zehen liegen entspannt auf dem Boden. Falls sich die Zehen einkrallen, ziehen Sie mithilfe Ihrer Hand alle gebeugten und verkürzten Zehen sanft in die Länge. Versuchen Sie, besonders Ihre große Zehe drehend in die Länge zu ziehen. Verlängern Sie dabei die zur zweiten Zehe zeigende Seite, sodass sie gerade auf dem Boden aufliegt. Achten Sie darauf, wann es für einen Ihrer Zehen schwierig wird, gerade aufzuliegen, und reflektieren Sie, welche Anspannung Sie loslassen können. Es gilt, etwas nicht mehr oder zumindest weniger und sanfter zu tun. Das ist meistens schwieriger, als etwas zu tun!

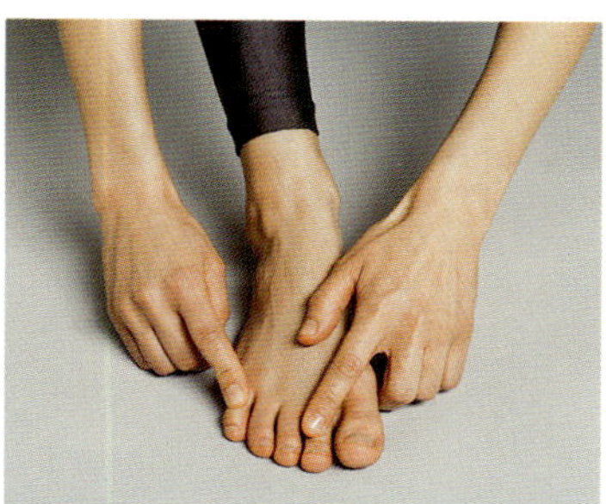

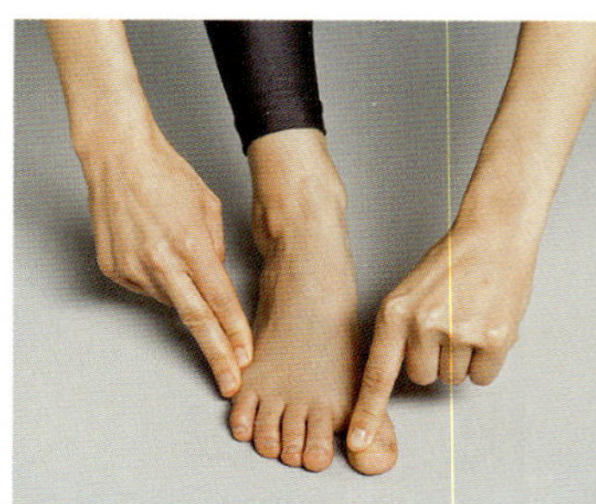

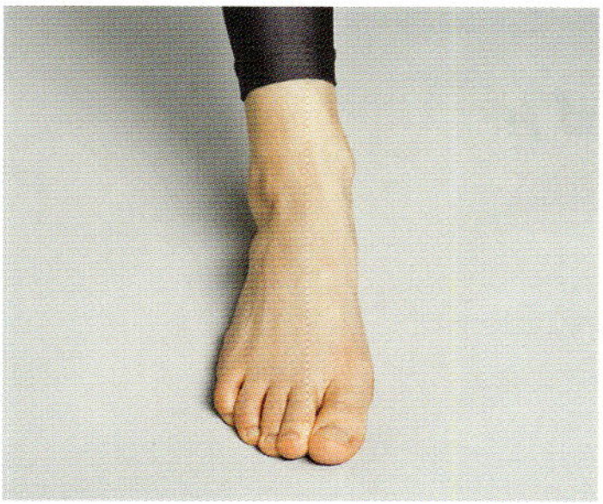

vorher

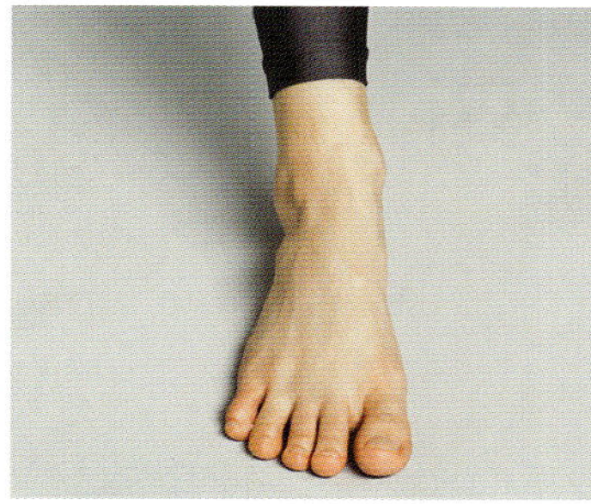

nachher

Jetzt fächern Sie unter Zuhilfenahme der Hände wieder Ihre Zehen ein klein wenig. Es entsteht ein winziger Abstand zwischen den Zehen. Spannen Sie die Muskeln Ihrer Zehen so wenig wie möglich an und ziehen Sie die Zehen nicht nach oben. Sie können jetzt Ihre Zehen durch die Auflage auf dem Boden mit leichtem Druck „festkleben". Versuchen Sie, langsam mit der Kraft Ihrer Hände nachzulassen oder die Übung nach längerem Training ohne Ihre Hände auszuführen. Ihr Ziel ist es, diese Stellung mit der Kraft der Fußmuskeln zu halten. Führen Sie diese Übung anschließend auch mit dem anderen Fuß durch.

Wenn Ihnen das gelingt, drücken Sie sanft von oben nach unten innen auf das Ende Ihres ersten und fünften Mittelfußknochens. Achten Sie besonders auf die gestreckte Auflage Ihrer großen und Ihrer kleinen Zehe. Üben Sie mit diesen beiden Zehen fünf bis sechs Sekunden einen sanften Druck auf

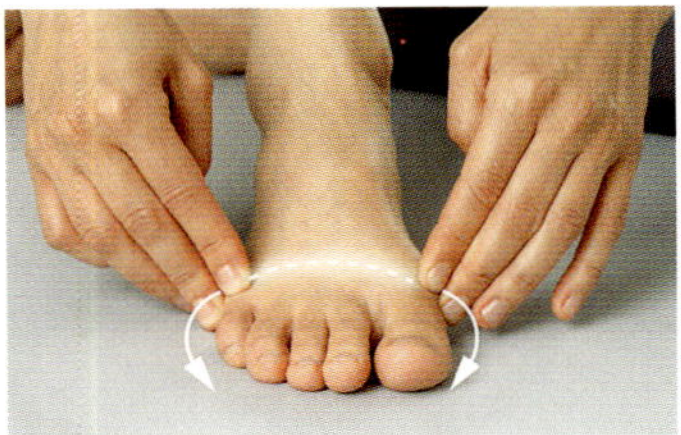

den Boden aus. Beide Zehen bleiben bei der leichten und sanften Erhöhung des Druckes gestreckt und lang. Auch der dazugehörige Kleinzehen- und Großzehenballen bleibt auf dem Boden aufliegend. Der Bogen ist vielleicht kaum sichtbar, aber deutlich als Entlastung der Mitte des Vorfußballens spürbar. Lassen Sie für zwei Sekunden wieder los, bevor Sie es von Neuem probieren. Das erfordert sehr viel Feingefühl und Sie werden vielleicht am Anfang durch zu viel Kraftanstrengung Ihren Großzehenballen vom Boden anheben. Versuchen Sie, den Kontakt mit dem Ballen der großen Zehe zu halten. Üben Sie langsam und genau!
Wenn Sie die bisher beschriebene Übung des „Bogens" gut beherrschen, versuchen Sie Folgendes:
Rollen Sie Ihren übenden Fuß über die Ferse mit dem Fußrücken zu sich. Der Fußrücken mit den locker gestreckten Zehen ist Richtung Schienbein geneigt. Ziehen Sie dabei nicht die Zehen hoch, sondern versuchen Sie, das Quergewölbe Ihres Vorfußballens zu aktivieren. Der erste und der fünfte Mittelfußknochen rollen sich entgegengesetzt ein, bilden also den oben beschriebenen Bogen. Die Zehen sind in Verlängerung Ihres Fußrückens gestreckt. Auf dem Rückweg zum Boden bleiben die Zehen locker gestreckt und gefächert. Der kleine

Zeh setzt als Erstes auf dem Boden auf. Dann von außen nach innen einen Zeh nach dem anderen locker gestreckt auf den Boden ablegen. Beginnen Sie wieder von vorn.
Sollten Sie beim Hochrollen des Fußrückens immer als Erstes die Zehen hochziehen, wiederholen Sie bitte zunächst die vorhergehenden Übungen zum Aufbau des Quergewölbes und üben Sie dann den Moment des Anhebens der Fußsohle vom Boden. Die Bewegung beginnt immer in der Mitte Ihres Fußes und nicht mit Ihren Zehen. Führen Sie die Übung anschließend mit dem anderen Fuß durch.

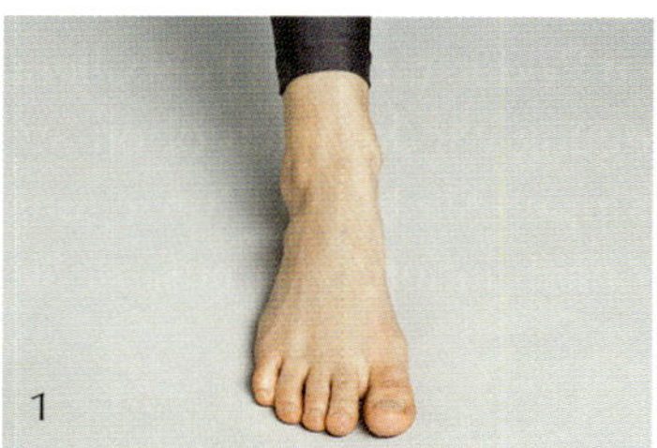

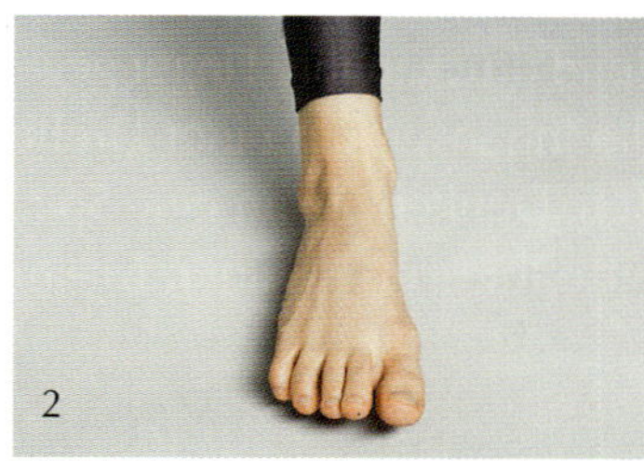

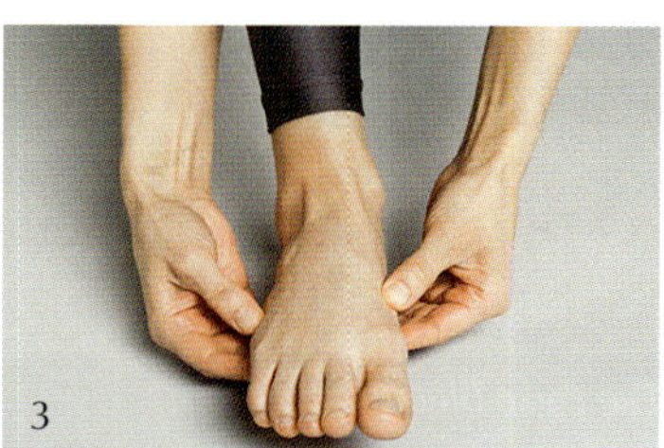

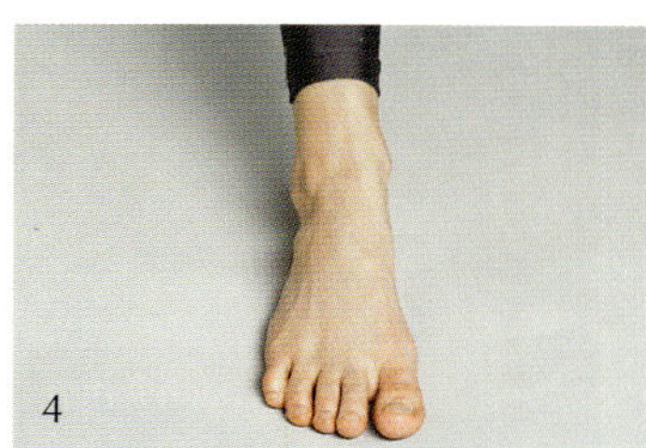

Die Spirale – Die Korrektur der Fehlstellungen der großen Zehe

Sie sitzen immer noch in der gleichen Stellung auf einem Kissen oder einem Stuhl. Jetzt kippen Sie Ihr gesamtes Bein (nicht nur den Fuß) nach außen. Sie stehen jetzt auf dem Außenrand Ihres Fußes und haben mit der vierten und fünften Zehe noch Bodenkontakt. Ferse und Unterschenkel sollten eine Linie bis zum Knie bilden.

Legen Sie anschließend zwei Finger von unten an Ihren Großzehenballen. Versuchen Sie, gegen den leichten Führungswiderstand Ihrer zwei Finger den Fußballen nach innen unten vorn zu drehen. Sie müssen den Boden nicht erreichen. Anschließend drücken Ihre Finger gegen den Widerstand des Fußballens die Innenseite in einer Drehbewegung wieder nach oben außen. Denken Sie an eine Spirale. Kippen Sie bei der Bewegung bitte Ihre Ferse keinen Millimeter nach innen oder außen! Sie

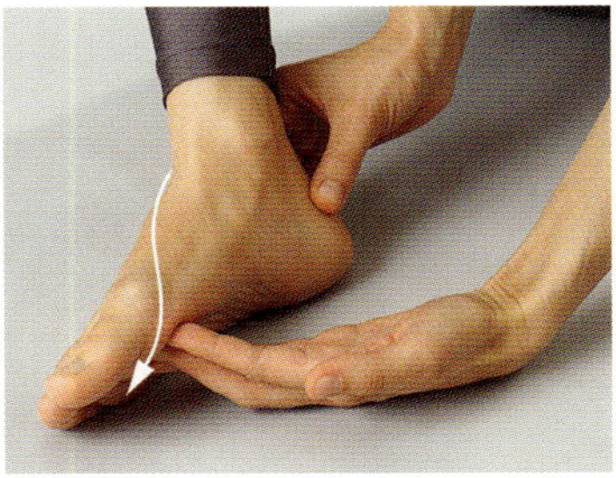

Bewegung in die Länge nach innen unten

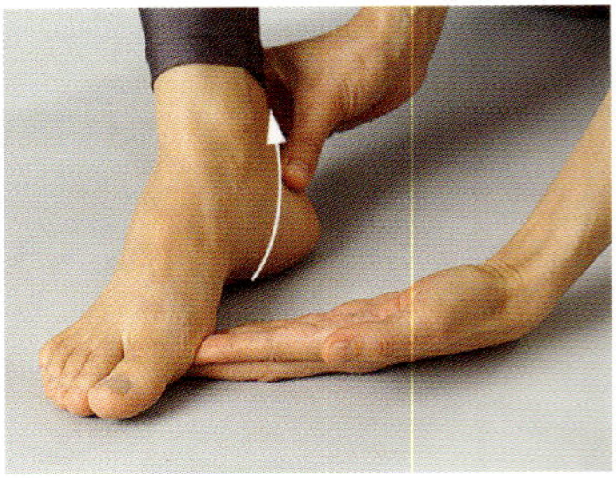

Die Ferse bleibt stabil

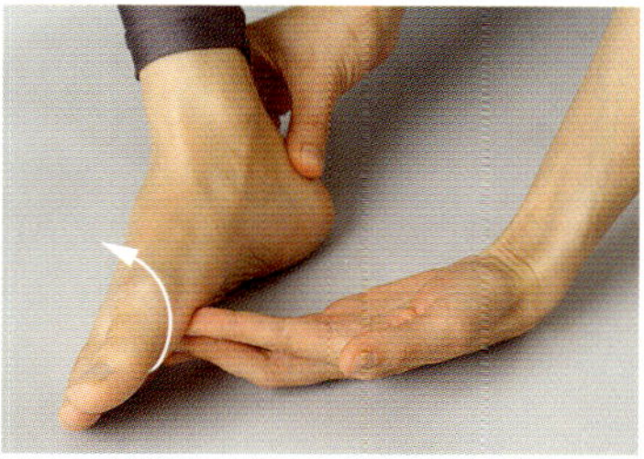

Bewegung des Vorfußes nach oben außen

verbessern mit dieser Übung die Kraft der Muskeln, die das Quergewölbe Ihres Fußes bilden und gegen das Spreizen des Mittelfußes wirken. Ganz besonders trainieren Sie die Muskeln, die für die Stabilität des ersten Mittelfußknochens verantwortlich sind.

Sie können sich für diese Übung an der Bewegung des Daumens Ihrer Hand beim Greifen ein Beispiel nehmen.

Wenn Sie die Übung gut beherrschen, versuchen Sie, die Spiralbewegung Ihres Fußes ohne den Widerstand Ihrer Finger auszuführen. Sie können sich im Bereich des Rists mit einer massierenden Hand unterstützen. Versuchen Sie jetzt zusätzlich, Ihre große Zehe in die Länge zu strecken. Sollte Ihnen dies noch nicht möglich sein, bewegen Sie Ihr

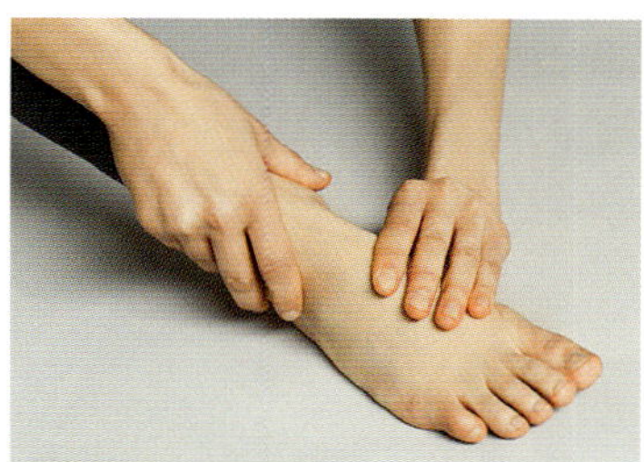

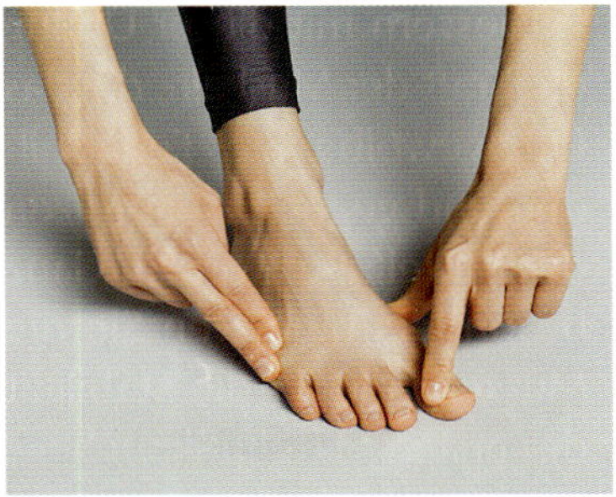

nach außen gekipptes Bein zurück in die Grundstellung mit geradeaus platziertem Fuß und Knie. Ihre Ferse steht gut aufgerichtet. Ziehen Sie drehend an Ihrer großen Zehe, bis der Zehennagel exakt parallel zum Boden steht. Jetzt fixieren Sie diese Stellung mit Ihrem Zeigefinger und drücken mit Ihrem Daumen den Großzehenballen im Sinne des Bogens auf den Boden. Die andere Hand spannt die Haut in Richtung der kleinen Zehe und gibt ebenfalls einen kleinen fixierenden Druckimpuls auf den Außenrand des Fußes.

Tape – Die flexible Fixierung des Hallux valgus und des ersten Mittelfußknochens mit elastischem Klebeband

Um die Stellung des ersten Mittelfußknochens und Ihrer großen Zehe längerfristig nach dem Üben zu stabilisieren, ist es günstig, über die Dauer von acht bis sechzehn Monaten immer wieder ein elastisches Tape aufzukleben. Es sollten dabei keine allergischen Reaktionen der Haut auftreten. Legen Sie zur Erholung der Haut auch immer wieder eine Pause ein, damit sie nicht wund wird. Wenn Sie zu allergischen Reaktionen neigen, nach einmaliger oder mehrmaliger

Taping soll sich angenehm anfühlen

Anwendung eine allergische Reaktion auftritt oder sich auch ein wiederkehrendes und längeres Jucken mit einer intensiven Hautrötung zeigt, ist es für Sie nicht möglich, ein Tape zu verwenden. Bei einer besonders starken Schweißbildung des Fußes ist ebenfalls davon abzuraten. Wenn sich das Tape unangenehm oder schmerzend anfühlt, entfernen Sie es umgehend. Bei Unsicherheiten sollten Sie sich mit uns, der Fuß-Schule München, oder einem Physiotherapeuten, der eine Ausbildung in Taping besitzt, in Verbindung setzen.

Wenn Sie es selber ausprobieren wollen, kleben Sie das Tape auf Ihre möglichst fettfreie, also ungecremte Haut. Das Tape wird dadurch länger und besser haften (ein bis fünf Tage oder länger, je nach Haut und Tapematerial). Sie können damit duschen oder baden, sollten es aber vor allem in der kalten Jahreszeit nach dem Kontakt mit Wasser mit einem Handtuch trockentupfen. An den Klebestellen entfernen Sie bitte alle Haare. Das Tape sollte sich nach dem Aufkleben angenehm anfühlen – falls dies nicht der Fall ist, entfernen Sie es bitte umgehend. Zum möglichst schmerzfreien Entfernen können Sie auf das Tapematerial Öl aufbringen und einwirken lassen. Lesen Sie außerdem die Packungsbeilage des Herstellers.

So wird es gemacht:
Als Erstes erfolgt die Korrektur der großen Zehe. Legen Sie das Tape der Länge nach an der Innenseite Ihres Fußes vom großen Zeh bis zur Ferse an. Auf der Rückseite des Tapes befindet sich ein aufgeklebtes Papier mit einer Zentimeterangabe. Schneiden Sie das Tape mit einer guten Stoffschere in der Länge von etwa zwei Dritteln Ihrer gemessenen Fußlänge ab (da das Tape

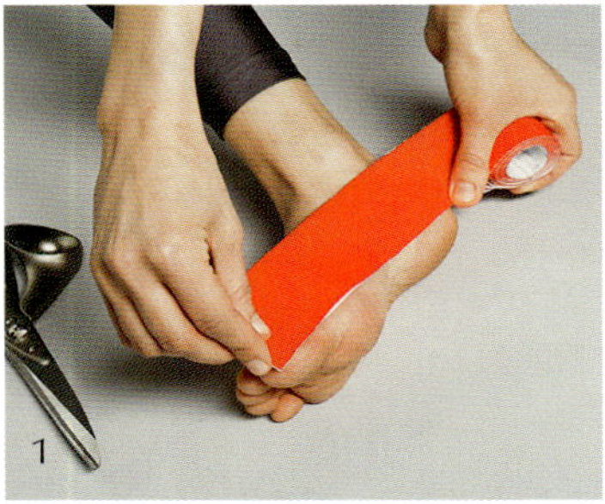

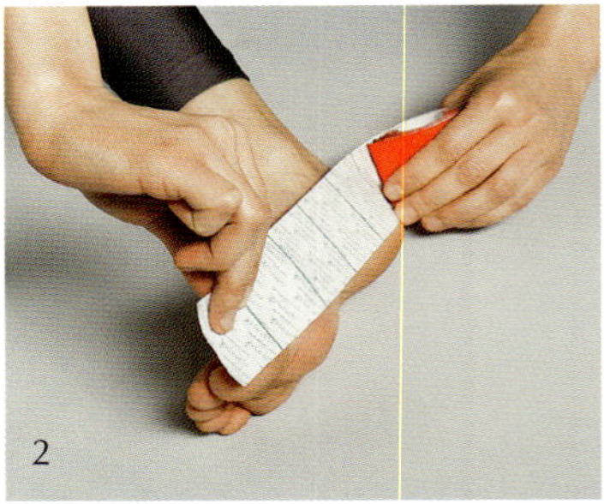

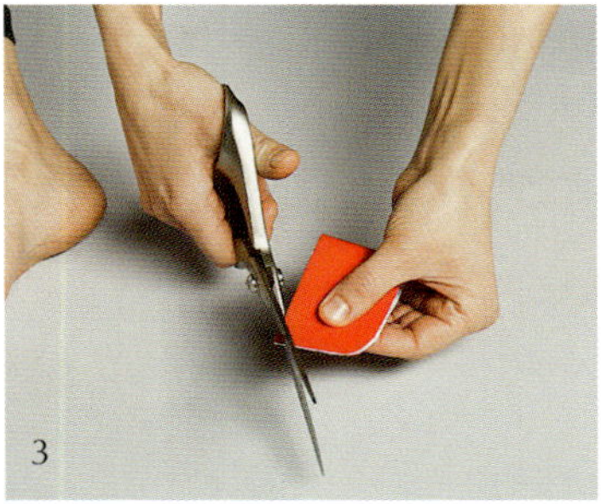

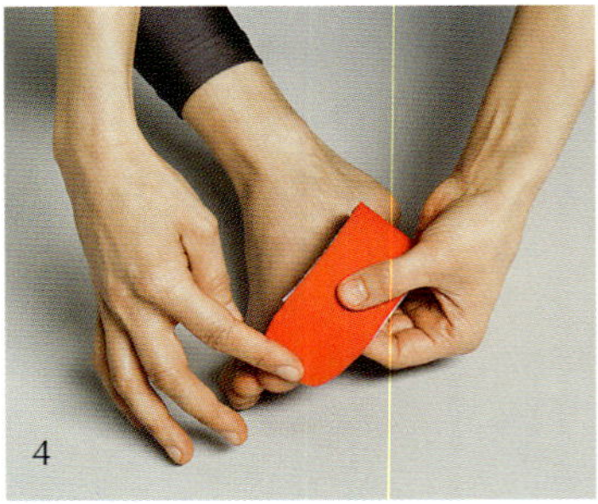

elastisch ist, wird es nach dem gedehnten Aufkleben die gesamte Fußlänge bedecken). Runden Sie alle Ecken ab.
Kleben Sie den Anfang des Tapes nach Abziehen der ersten zwei Zentimeter des Papiers locker und ohne Zug auf die Unter- und Innenseite der großen Zehe auf. Anschließend korrigieren Sie die Stellung Ihrer großen Zehe, indem Sie ein bis zwei Finger in den Raum zwischen großer und zweiter Zehe

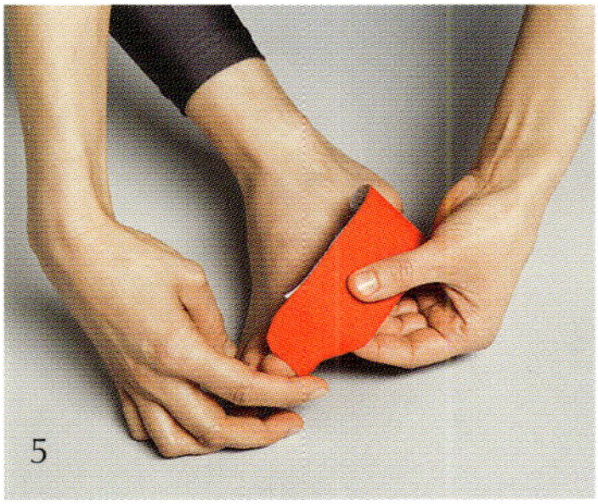

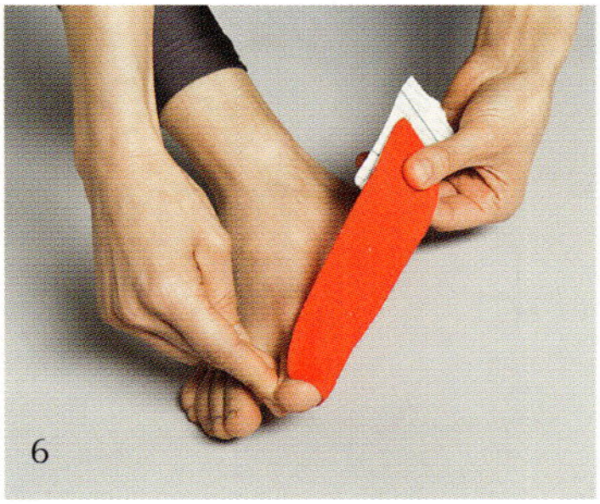

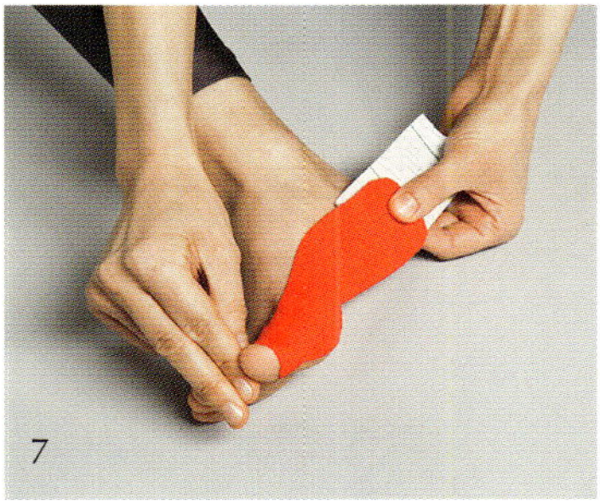

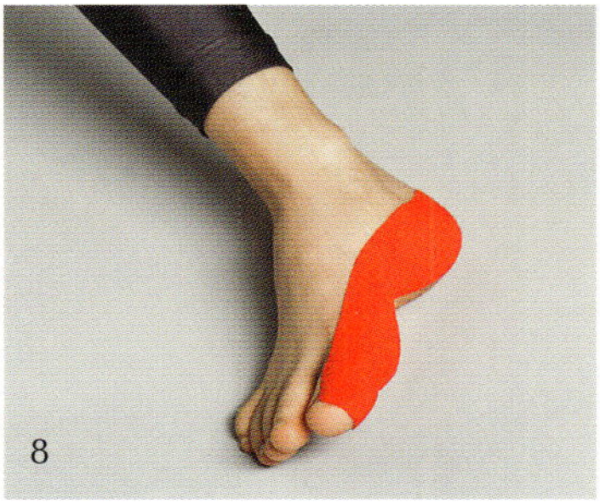

stecken. Jetzt ziehen Sie das Tape nach Entfernen eines weiteren Abschnittes des Papiers unter starkem Zug an der Innenseite Ihres Fußes entlang und kleben es auf. An Ihrer großen Zehe sollte der Korrekturzug deutlich Auswirkungen zeigen. Reiben Sie über das schon festgeklebte Tape, um den Kleber zu aktivieren. Nun kleben Sie das nächste Stück nach Entfernen des Papiers unter Zug fest. Die letzten zwei Zentimeter kleben Sie bitte ohne Zug auf die Innenseite der Ferse. Diese Technik ist vor allem bei einem beginnenden und nicht besonders ausgeprägten Hallux valgus zu empfehlen. Ist Ihr Hallux valgus schon weiter fortgeschritten, ist der Zug des Tapes meist zu schwach, um eine Korrektur zu erreichen. Sie können in diesem Fall aber trotzdem den nächsten Korrekturzug benutzen.

Korrigieren Sie nun die abgespreizte Stellung des ersten Mittelfußknochens. Schneiden Sie sich ein etwa sieben Zentimeter langes Stück Tape ab und runden Sie die Ecken ab. Entfernen Sie von der Unterseite des Tapes zwei Zentimeter des Papiers. Kleben Sie die erhaltene Fläche ohne Zug von oben auf das Ende Ihres ersten Mittelfußkno-

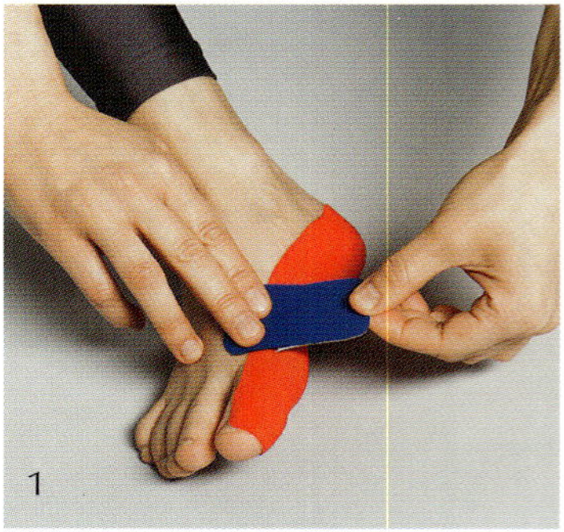

1

chens auf. Versuchen Sie jetzt, den Fuß nach innen und unten zu drehen, damit sich der erste Mittelfußknochen schon in einer günstigeren Stellung befindet. Dehnen Sie das Tape um die Innenseite und den Anfang der Unterseite Ihres Großzehenballens mit dem Ende des ersten Mittelfußknochens und kleben Sie es unter Zug fest. Der erste Mittelfußknochen unter dem Tape sollte jetzt ein wenig mehr nach unten innen gedreht sein. Die restlichen zwei Zentimeter des Tapes kleben Sie wieder locker und ohne Zug auf der Unterseite des Großzehenballens auf. Wenden Sie am gedehnten Stück zu wenig Zug an, werden Sie keine Korrektur erreichen. Wenden Sie hingegen zu viel Zug an, wird es sich unangenehm anfühlen. Falls der Zug zu schwach ist, können Sie ein zweites, gleich geschnittenes Tape ein bisschen versetzt in der gleichen Art und Weise aufkleben.

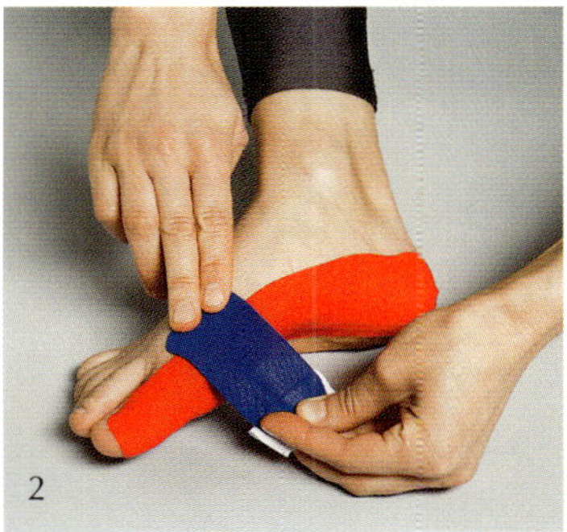

2

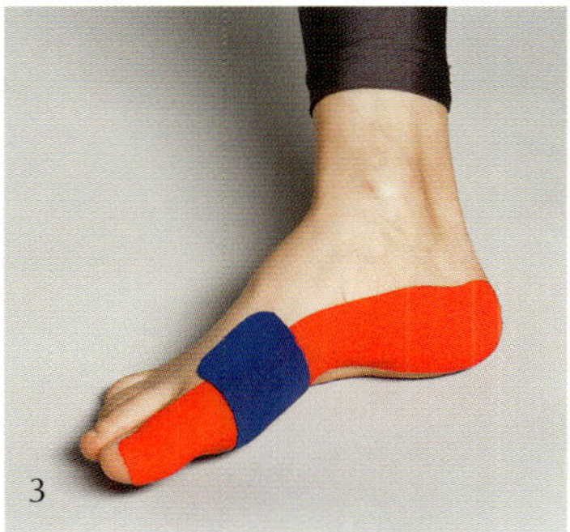

3

„Der zweite Schritt"
Die stabile Ferse und die Balance der Körpermitte

Ihr Fuß ist ein feines, sensibles Messinstrument für die gesamte Körperkoordination während des Gehens – ein Spiegel. Ihr Gehirn bekommt durch die Rezeptoren der Fußsohle eine Rückmeldung: Die Fußfühler werden dem Gehirn melden, wenn Ihr Fuß wackelt oder ungleichmäßig belastet ist. Um einen Hallux valgus zu vermeiden oder zu lindern, ist die Stabilität Ihrer Ferse bei Belastung von besonderer Bedeutung. Beim Gehen berührt Ihr Fuß als Erstes mit der Ferse den Boden, es folgt der Außenrand bis zur kleinen Zehe und zum Schluss der Großzehenballen mit der großen Zehe. Bei einem Hallux valgus ist es besonders wichtig, die Belastung möglichst gleichmäßig zwischen Ferse, kleiner Zehe und großer Zehe auf die ganze Fußsohle zu verteilen, nicht mit der Ferse nach innen zu kippen und zu drehen und dadurch den ersten Mittelfußknochen mit der großen Zehe zu stark und den Außenrand mit der kleinen Zehe zu wenig zu belasten.

Gleichmäßige Belastung der Fußsohle

In der folgenden Übungsserie werden Sie deshalb die Aufrichtung der Ferse und die daraus resultierende gleichmäßige Belastung des Vorfußes durch die geschickte Bewegung Ihres Beckens einüben.

Aufstehen und Hinsetzen: „Die Skispringerin"

Setzen Sie sich auf einen Stuhl oder die Kante eines Hockers. Ihre Füße und Knie stehen im selben Abstand parallel zueinander hüftbreit auseinander. Sie zeigen geradeaus nach vorn. Ihr Kniegelenk ist ein wenig mehr als im rechten Winkel gebeugt. Ihre Fersen stehen dadurch hinter den Knien. Versuchen Sie, einen guten Bodenkontakt mit den Außenseiten Ihrer Fersen zu behalten. Achten Sie auf die Auflage der großen und der kleinen Zehen. Verlagern Sie jetzt Ihr Gewicht ausgehend von Ihrem Brustbein durch die Beugung im Hüftgelenk nach vorn unten. Sie können sich eine Skispringerin am Start auf einem Balken sitzend vorstellen. Beobachten Sie bei der Gewichtsverlagerung nach vorn unten Ihre Knie und Füße. Sie zeigen weiter geradeaus. Drehen Sie Ihre Knie nicht nach innen! Verteilen Sie Ihr Körpergewicht auf die ganze Fußsohle, innen und außen. Wiederholen Sie diese Bewegung mehrmals. Sie können ein besonderes Augenmerk auf die großen und kleinen Zehen richten. Sie liegen gestreckt auf dem Boden auf.

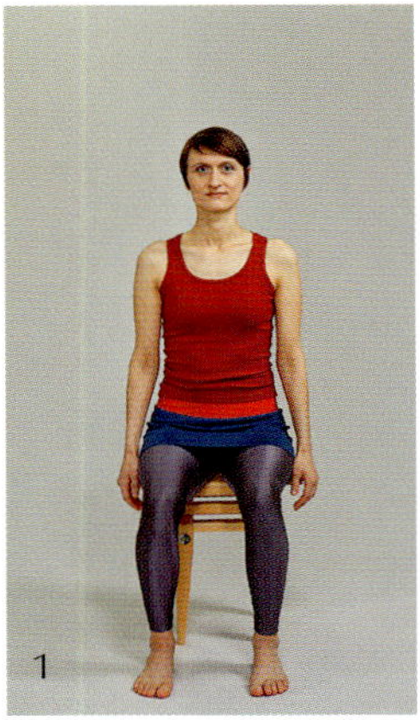
1

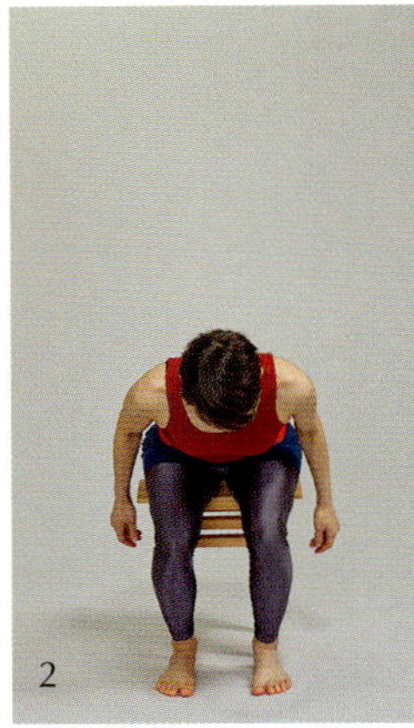
2

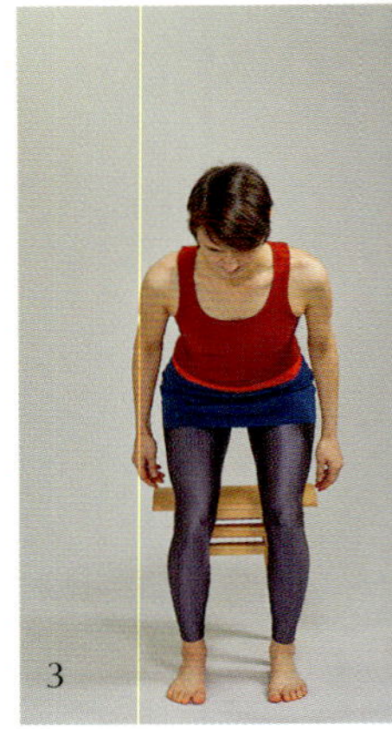
3

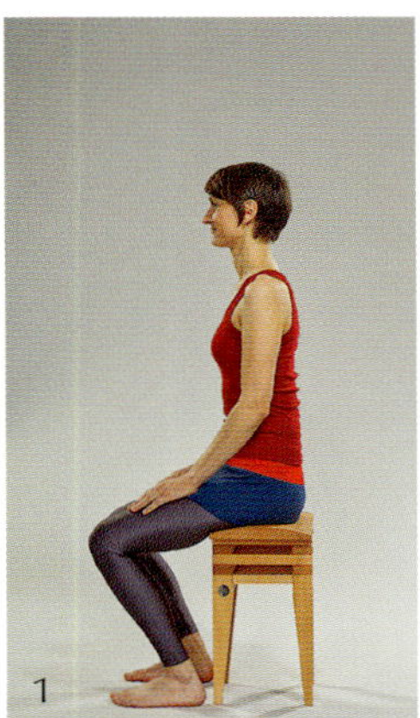
1

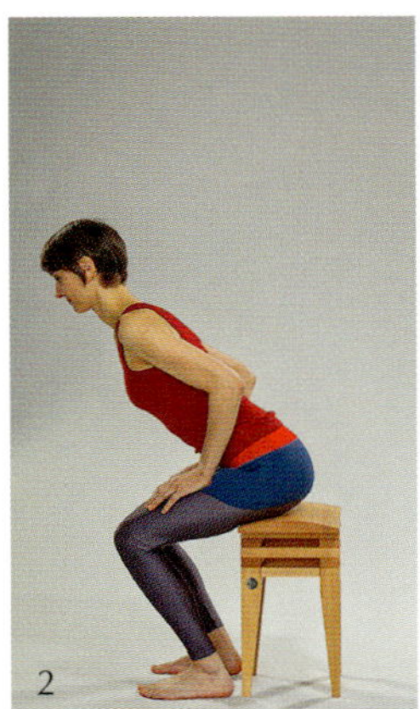
2

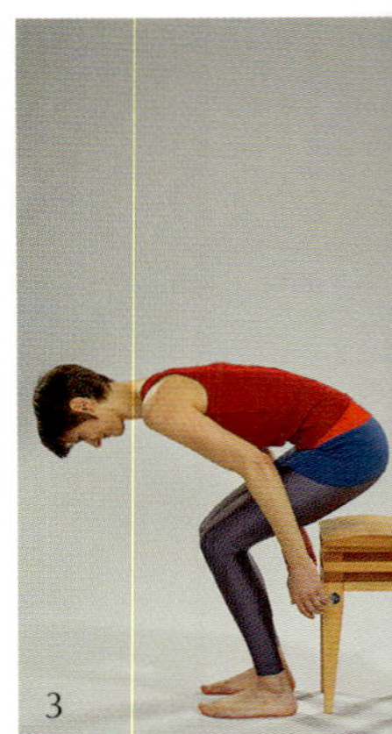
3

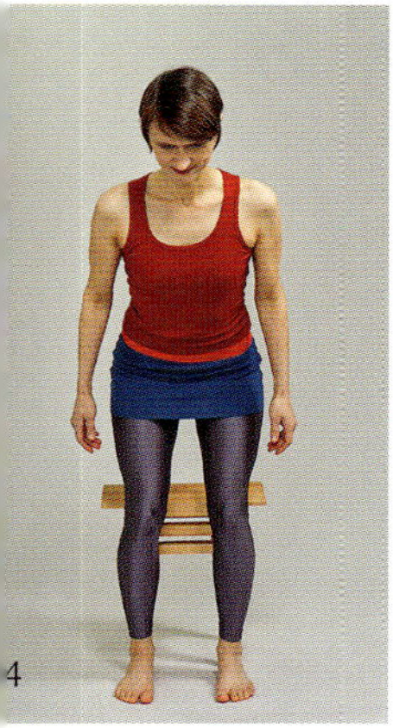
4

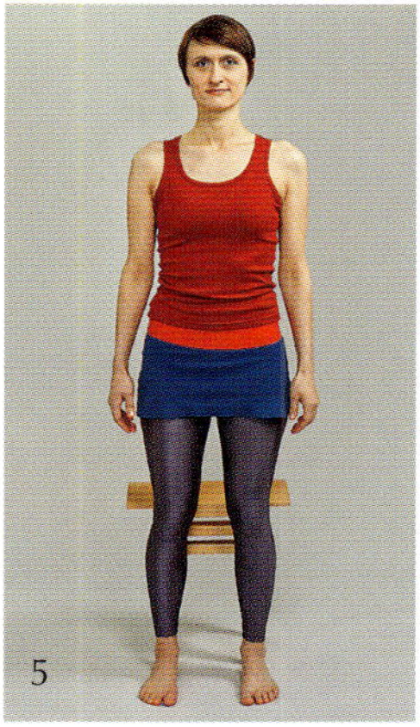
5

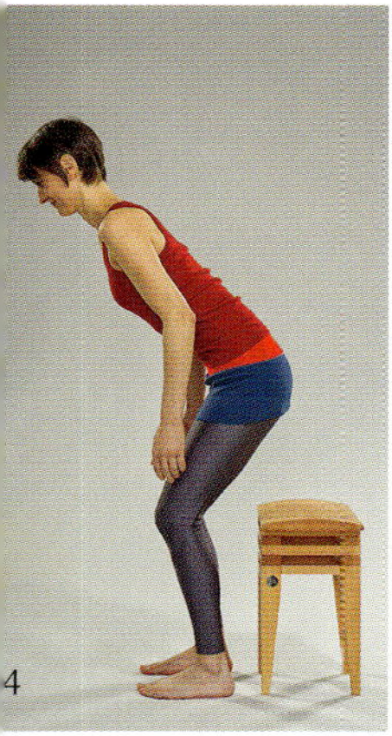
4

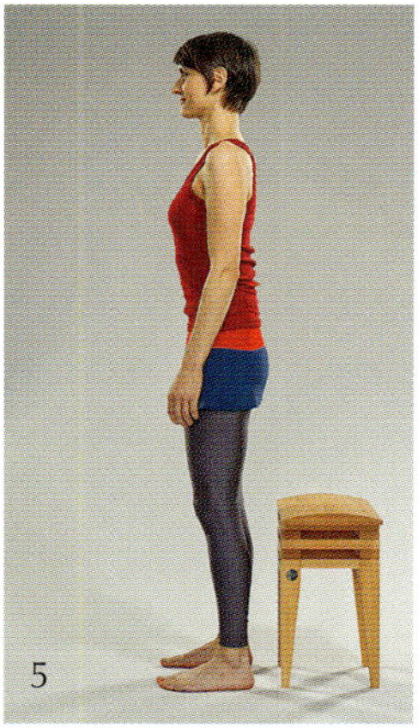
5

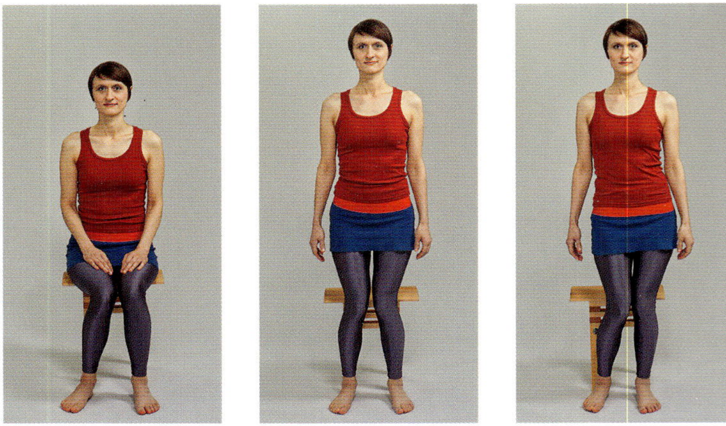

So nicht! Ihre Füße und Knie sollten geradeaus zeigen.

Versuchen Sie jetzt, Ihren Po langsam aus der Sitzposition nach oben zu bewegen. Sie können währenddessen wieder Ihre Knie und Füße beobachten. Ihre Zehen liegen entspannt auf dem Boden und die Knie zeigen immer noch geradeaus. Wenn Sie Ihren Körperschwerpunkt zu weit nach vorn verlagern, werden sich Ihre Zehen einkrallen. Ist Ihr Schwerpunkt zu weit zurück, ziehen sich Ihre Zehen vom Boden in Richtung Fußrücken nach oben. Kippen und drehen Sie mit den Knien nach innen, wird der kleine Zeh den Bodenkontakt verlieren. Gelingt Ihnen eine gleichmäßige Verlagerung Ihres Körpergewichts über den Füßen, liegen Ihre Zehen entspannt in der

Länge auf dem Boden. Versuchen Sie, diese Bewegung mehrmals zu wiederholen.

Als Nächstes stehen Sie wie eine Skispringerin am Absprungtisch auf. Strecken Sie dazu Ihr Hüft- und Ihr Kniegelenk. Wiederholen Sie den Bewegungsablauf beim anschließenden Hinsetzen in umgekehrter Reihenfolge und achten Sie wieder genau auf die Gewichtsverteilung zwischen vorn und hinten sowie innen und außen auf Ihrer Fußsohle und besonders auf kleiner und großer Zehe. Integrieren Sie diese Übung in Ihren Alltag: Sie können bei jedem Aufstehen und Hinsetzen üben.

Stehen

Um Ihre Fersen genau ins Lot zu stellen und aufzurichten, stellen Sie sich vor einen Spiegel. Verteilen Sie Ihr Körpergewicht gleichmäßig auf beide Füße. Beide Füße und beide Knie zeigen geradeaus. Um dies zu bewerkstelligen, drehen Sie Ihre Knie ausgehend von den Oberschenkeln nach innen oder außen – je nachdem, wohin Ihre Knie spontan zeigen. In den meisten Fällen werden Sie bei geradeaus zeigenden Füßen Ihre Oberschenkel und Knie nach außen drehen müssen, da die Knie nach der Korrektur der Füße in eine gerade Stellung bei einem Hallux valgus meist nach innen zeigen. Sie können sich für diese Übung zwei Klebepunkte auf die Mitte Ihrer Knie kleben oder Sie malen sich mit einem Stift zwei „Knieaugen“. Achten Sie nach dem

drehen der Knie darauf, dass Ihre Füße exakt geradeaus zeigen. Sie können sich dafür eine Linie von Ihren Knieaugen zum Zwischenraum von erster und zweiter Zehe denken.
Sie werden jetzt bemerken, dass Ihr Ferse vor allem von der Mitte bis zum äußeren Rand belastet ist und auch der äußere Rand des Fußes mehr Druck als gewohnt erfährt. Der Druck erreicht auch wieder Ihre kleine Zehe. Drücken Sie bitte dabei nicht Ihre Knie nach hinten durch. Ihre Knie sind gestreckt, sie besitzen aber ein kleines Spiel. Ihre große Zehe mit dem Großzehenballen sollte trotz der Aufrichtung des Fußgewölbes durch die Aufrichtung der Ferse noch Bodenkontakt haben.

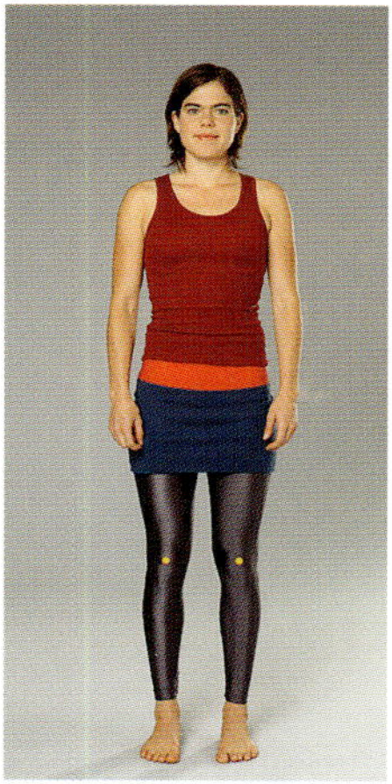

Richtig

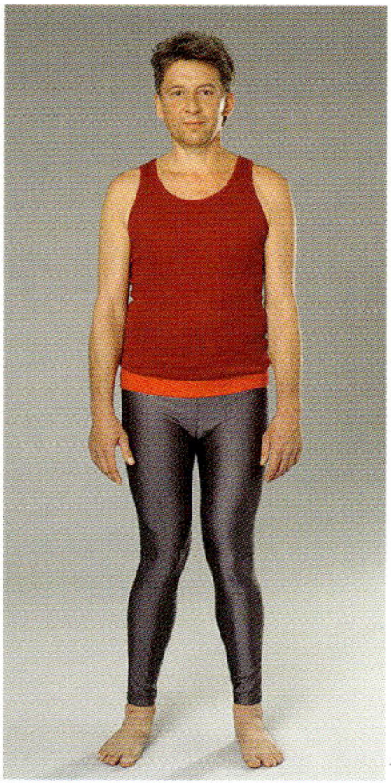

So nicht!

Sollte dies nicht möglich sein, haben Sie bereits einen deutlichen Hallux valgus erworben und können es tolerieren, dass die Großzehe und deren Ballen nicht den Boden berühren (durch Ihre Übungen mit dem Fuß können Sie die Auflage Ihrer großen Zehe mit der Zeit verbessern).

Nehmen Sie jetzt eine Hand zu Ihrem Schambein. Die zweite Hand legen Sie mit dem Handrücken auf Kreuzbein und Lendenwirbelsäule. Stellen Sie sich den Raum zwischen Ihren beiden Händen als eine große Kugel vor. Ziehen Sie mit Ihrer Bauchmuskulatur und dem Beckenboden Ihr Schambein in Richtung des Bauchnabels. Dadurch verlängert sich Ihr unterer Rücken und die Lendenwirbelsäule streckt sich. Kippen Sie dabei bitte mit dem Oberkörper nicht nach hinten. Versuchen Sie, Ihr Körpergewicht gleichmäßig zwischen Ferse und dem Vorfußballen auszubalancieren. Ihre große und kleine Zehe können Sie wieder als Anhaltspunkte für die gleichmäßige Verteilung des Gewichts Ihres Körpers über dem Fuß verwenden. Ist Ihr Körpergewicht zu weit hinten, werden Ihre Zehen nur noch wenig Druck auf den Boden ausüben oder sogar zum Fußrücken gezogen. Ist Ihr Körpergewicht zu weit nach vorn verlagert, werden sich Ihre Zehen am Boden festkrallen. Drehen Ihre Knie sich nach innen oder außen, sind große und kleine Zehe nicht gleichmäßig belastet.

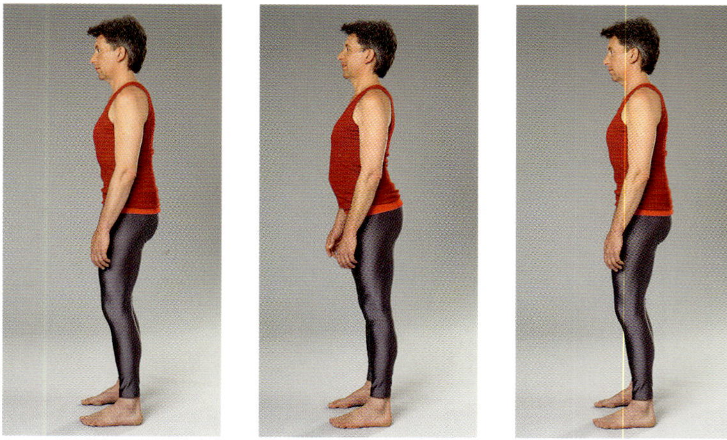

Rollen Sie mit dem Becken langsam vor und zurück und beachten Sie, in welcher Stellung sich das Aufrichten der Ferse für Sie leichter gestaltet.

Integrieren Sie diese Übung in Ihren Alltag und erfreuen Sie sich an allen Gelegenheiten, bei denen Sie flache Schuhe tragen und stehend warten – als fortgeschrittener Übender lassen Sie Ihre Arme einfach locker an der Seite hängen, wie auf den Fotos dargestellt.

Balance

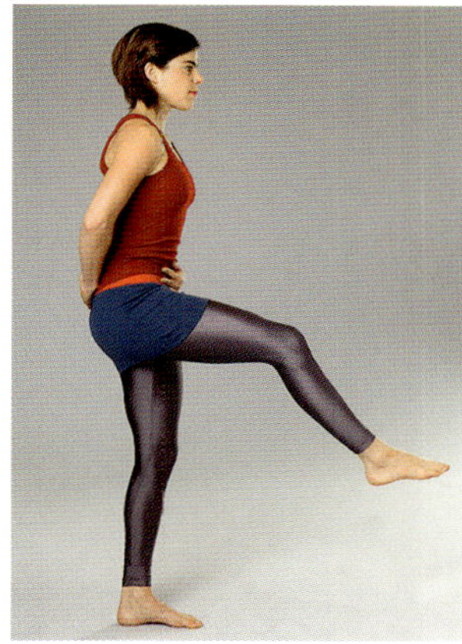

Heben Sie ein Bein mit geradeaus gerichtetem Knie und Fuß an. Ihr Ziel ist es, die Balance auf einem Bein zu halten, ohne dass Ihre Ferse wackelt und Ihre Zehen versuchen, sich am Boden festzukrallen. Sie können sich zuerst an einem Stuhl oder Ähnlichem festhalten. Ihr Becken ist wieder aufgerichtet und steigt auf der angehobenen Beinseite etwas nach oben und vorn. Versuchen Sie, das angehobene Bein mit dem Knie nach vorn zeigen zu lassen. Sie werden bemerken, dass diese Aufgabenstellung auf der Beckenseite des stehenden Beines anstrengend ist. Sie trainieren dadurch auch gleichzeitig Ihre Oberschenkel und die seitliche und hintere Oberschenkel- und Hüftmuskulatur des stehenden Beines, dort, wo die unschönen „Reiterhosen" entstehen.

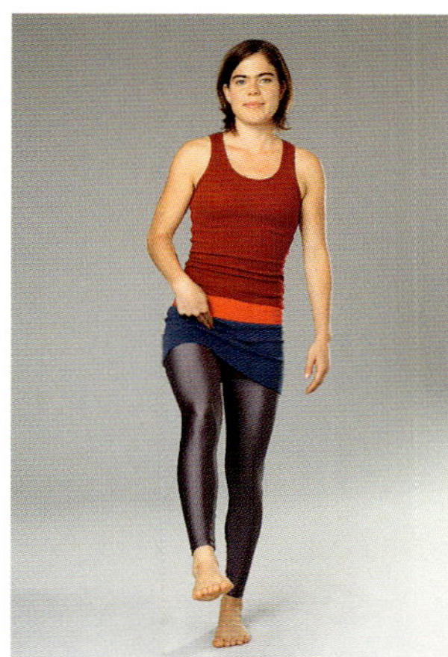

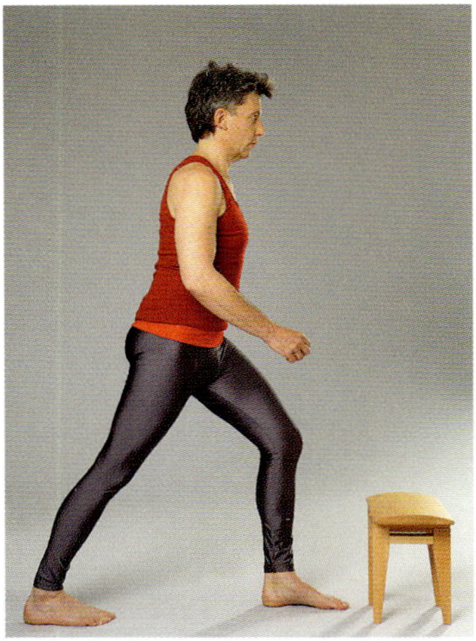

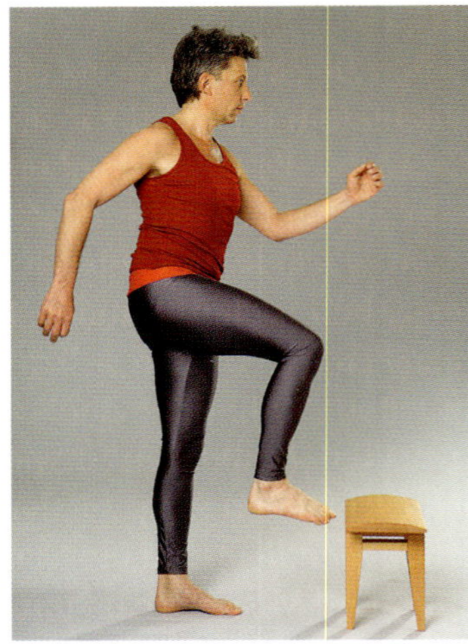

Stellen Sie sich vor eine Treppe oder einen niedrigen Hocker und achten Sie vor allem auf die Stellung Ihres hinteren Fußes: Er zeigt geradeaus. Schwingen Sie das hintere Bein nach vorn, bis Ihr Fuß auf der Treppenstufe oder dem Hocker steht. Wackeln Sie nicht auf dem stehenden Fuß und krallen Sie sich nicht mit den Zehen ein. Sie sollten mit dem Fuß ruhig und entspannt auf dem Boden stehen. Das schwingende Bein ist in jeder Phase der Bewegungen und an den Endpunkten geradeaus gerichtet. Jetzt steigen Sie im umgekehrten Bewegungsablauf zurück. Wiederholen Sie die Übung, bis Sie die Bewegung ohne Unsicherheit ausführen.

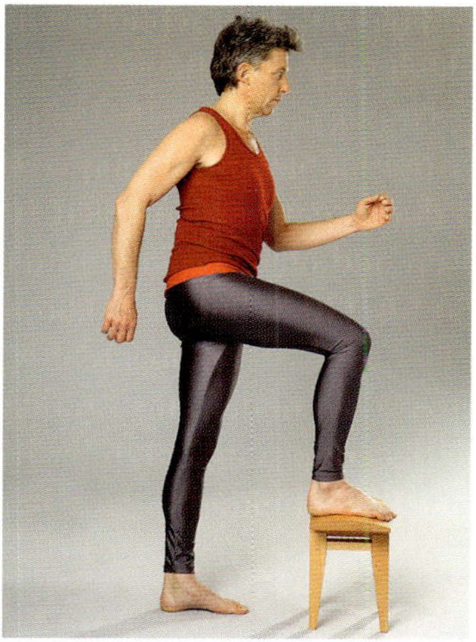 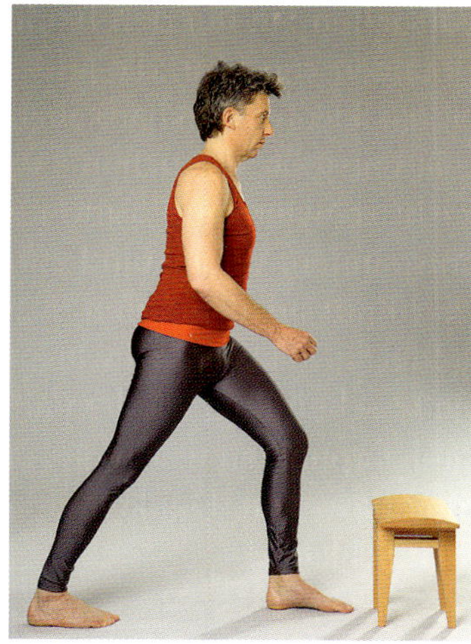

Gehen Sie danach ein paar Schritte und beobachten Sie die Stabilität Ihrer Ferse.

Die Dehnung der Hüft- und Beinmuskulatur

Die folgenden Übungen zur Dehnung sind für den langfristigen Erfolg Ihrer Bemühungen sehr wichtig. Ihr Gewebe hat sich an Ihre Art des Stehens und Gehens gewöhnt, Muskelhüllen (Faszien) und Sehnen sind verkürzt oder Muskeln verspannt. Die Dehnung verkürzter und verspannter Beinmuskulatur wird für Wohlbefinden sorgen.

Versuchen Sie bei den beiden im Folgenden beschriebenen Übungen zunächst, die jeweilige Dehnstellung einzunehmen, bis ein leichter, durchaus angenehmer Zug in Sehnen und Muskeln entsteht. Versuchen Sie trotz der für Sie am Anfang vielleicht schwierigen Position ruhig durchzuatmen und sich zu entspannen, Widerstand aufzulösen und nicht gegen ihn mit aller Kraft anzukämpfen. Nach 30 bis 120 Sekunden Halten gehen Sie in kleine, schwingende, fließende Bewegungen über. Ein bisschen Zug, wieder entlasten, wieder neuer Zug. An den Umkehrpunkten weich und zart in die entgegengesetzte Richtung bewegen. Denken Sie an das Räkeln einer Katze nach dem Schlafen.

Die erste Dehnung dient Ihren Waden, der Achillessehne und der Kniekehle. Gehen Sie in Schrittstellung, indem Sie ein Bein in einem großen Schritt nach hinten abstellen. Ihre Ferse sollte am Boden stehen können. Ihr vorderes Bein wird im Knie gebeugt, ohne dass Sie den Fersenkontakt des hinteren Fußes verlieren. Beide Füße und Knie zeigen wieder geradeaus. Vor allem am hinteren Fuß ist das am Anfang nicht ganz leicht und es erfordert von Ihnen wieder die Übung Ihres Gleichgewichts. Achten Sie auch wieder auf eine hüftbreite Stellung Ihrer Füße und Knie. Ihr Bauchnabel befindet sich exakt in der Mitte zwischen beiden Beinen (sehr wichtig!). Schieben Sie Ihre Kniekehle des hinteren Beins nach hinten und verankern Sie Ihre

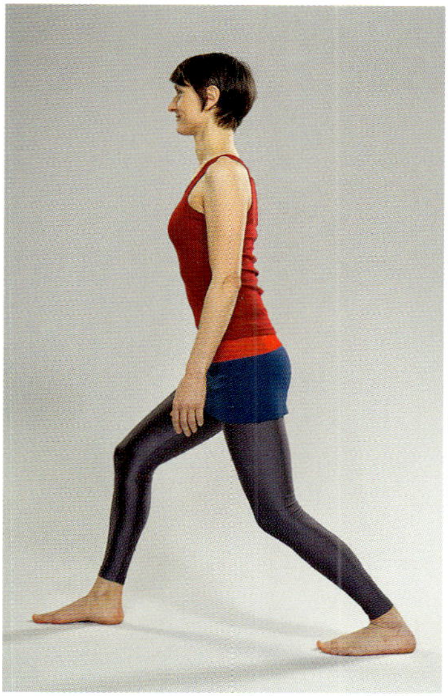

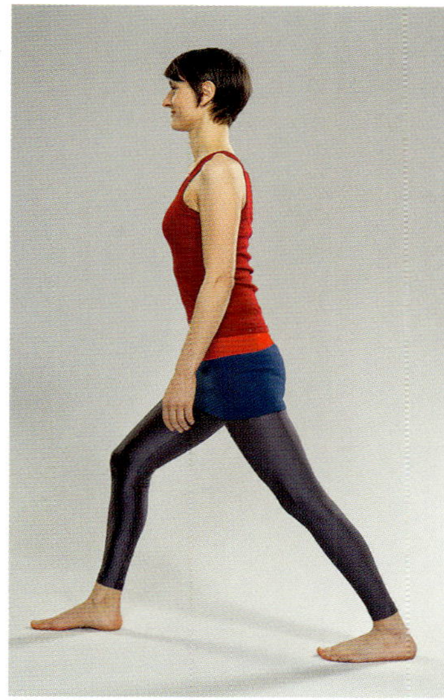

Ferse nach hinten außen, lassen Sie sie also nicht nach innen kippen. Dann das Knie beugen und wieder strecken, bis der zuvor beschriebene Zug in der Wade und auch in der Kniekehle entsteht – üben Sie gemäß der obigen Beschreibung. Achten Sie wieder auf die ausgewogene Balance der Belastung Ihrer Füße zwischen Ferse, kleiner Zehe mit Kleinzehenballen und großer Zehe mit Großzehenballen.

Bleiben Sie jetzt in der gedehnten Stellung der Waden und rollen Sie Ihr Becken wie bei der ersten Standübung nach vorn oben in Richtung Bauchnabel. Jetzt sollte eine Dehnung auf der Vorderseite der Leiste und des Oberschenkels entstehen, ohne dass Sie die Dehnung von Kniekehle, Waden und Achillessehne verlieren. Anschließend stellen Sie den hinteren Fuß leicht quer – er zeigt jetzt ausnahmsweise nach außen – und wiederholen bei weiterhin gebeugtem vorderen Knie die Übung. Es entsteht ein Zug auf der Innenseite des Oberschen-

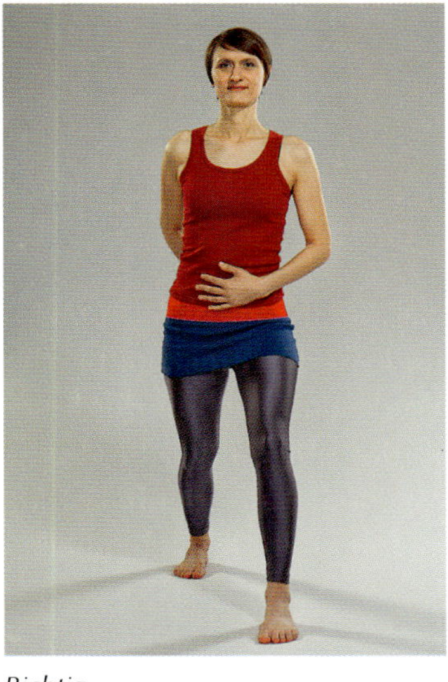

Richtig

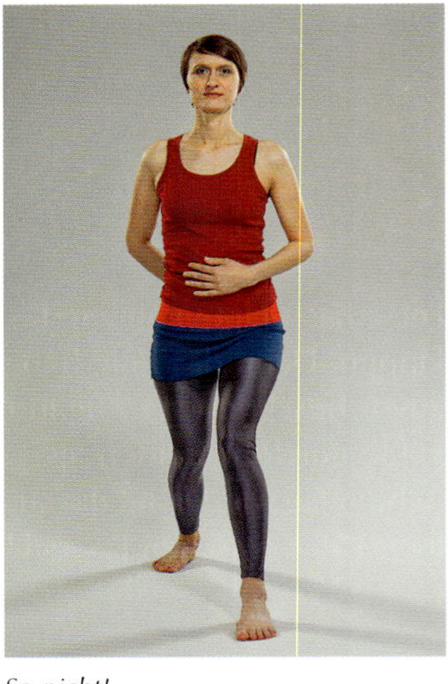

So nicht!

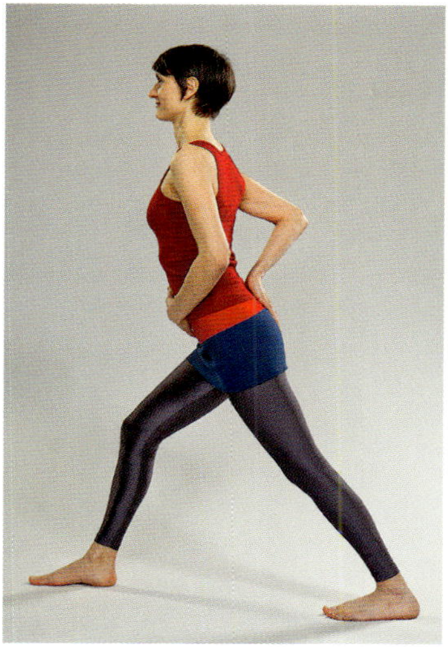

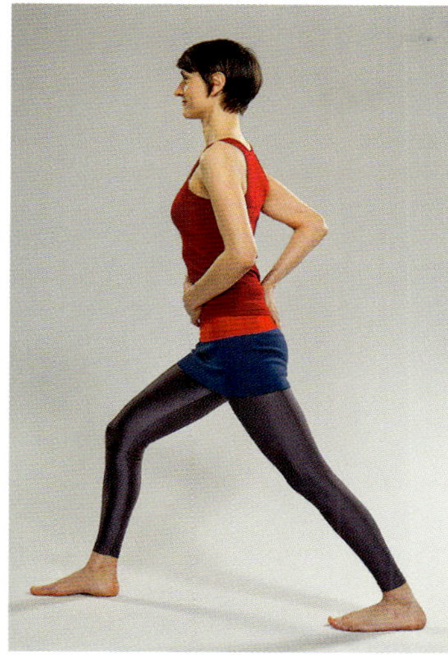

kels in Richtung Ihres Schambeins. Für eine bessere Balance können Sie sich dazu an einer Wand anlehnen. Wieder sind die Ausrichtung Ihrer Knie und die ausgewogene Belastung Ihrer Füße von entscheidender Bedeutung. Am vorderen Bein achten Sie darauf, die Kleinzehenseite genauso stark zu belasten wie die Seite der großen Zehe. Am hinteren Fuß versuchen Sie ebenfalls, nicht nach innen zu kippen. Es sollte bei dieser Dehnung auf keinen Fall ein Zug an der Innenseite des Kniegelenks entstehen.

„Der dritte Schritt" Die Integration der Übungen ins Gehen

Das Wichtigste: Gesundes Gehen

Sie haben schon viel geübt. Die Feinmotorik Ihres Fußes und Ihr Gefühl für Balance auf und über Ihrem Fuß haben sich verbessert. Das Gewebe, Ihre Muskeln, Sehnen und Faszien haben sich durch das regelmäßige Dehnen verändert. Ihre Wahrnehmung für die Bewegung Ihres Beines und Ihres Fußes ist deutlich gesteigert. Jetzt sollten Sie Ihre Übungen für den Fuß in das Gehen integrieren.

Der Bogen – Abdruckimpuls des Fußes

Wenn Sie die Übung am Boden sitzend gut beherrschen, ist es wichtig, die Spannung des Bogens im Moment des Abdruckes Ihres hinteren Fußes einzuüben. Gehen Sie in Schrittstellung (kleiner Schritt): ein Fuß vorn, ein Fuß hinten, die Beine hüftbreit. Füße und Knie zeigen geradeaus. Achten Sie auf Ihren hinteren Fuß. Zeigt er geradeaus? Ist die Außenseite Ihrer Ferse in Kontakt mit dem Boden?

Wenn Sie die ersten Male üben, ist der hintere Fuß wahrscheinlich nach außen gedreht und hat die Tendenz, mit der Ferse nach innen zu kippen. Lösen Sie langsam die Ferse des hinteren Beines vom Boden ab. Schenken Sie jetzt dem gleichmäßigen Kontakt von kleiner und großer Zehe mit dem Boden große Beachtung. Heben Sie die Ferse nicht zu weit an, da an-

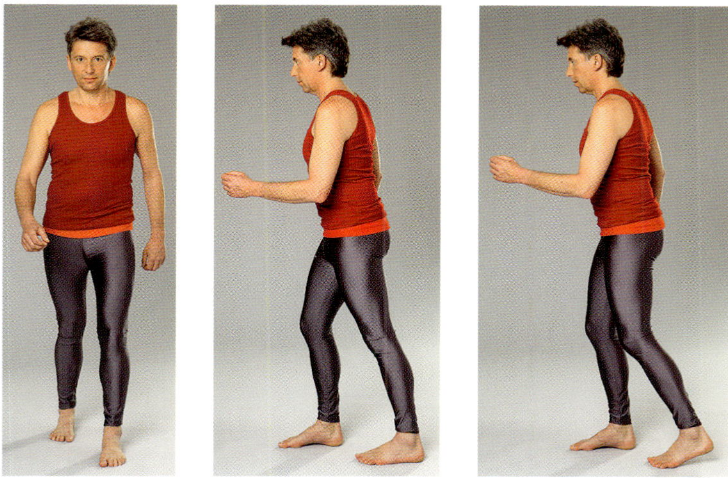

sonsten Ihre Zehengelenke durch die starke Biegung sehr stark belastet werden. Ihre Zehen werden umso mehr vor Überlastung geschützt, je früher Ihr Abdruck mit der Aktivierung der Bogenspannung Ihres Quergewölbes erfolgt! Bei einem weit fortgeschrittenen, bereits schmerzenden Hallux valgus dürfen bei dieser Übung keine Schmerzen an Ihrem großen Zeh und seinem Grundgelenk entstehen. Wählen Sie auch deshalb einen möglichst frühen Abdruckpunkt. Üben Sie den Moment des exakten Anhebens der Ferse mehrmals ein.

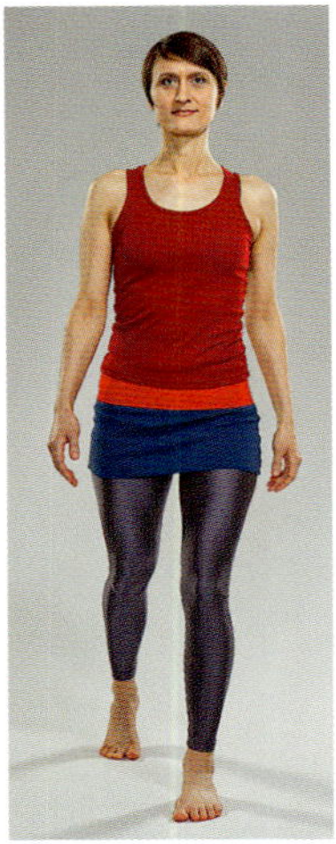
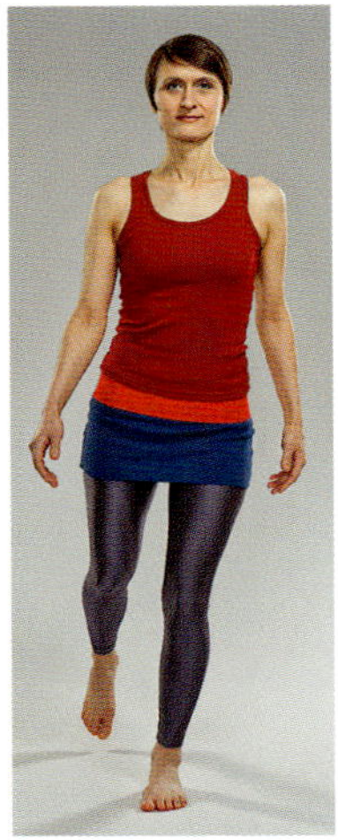
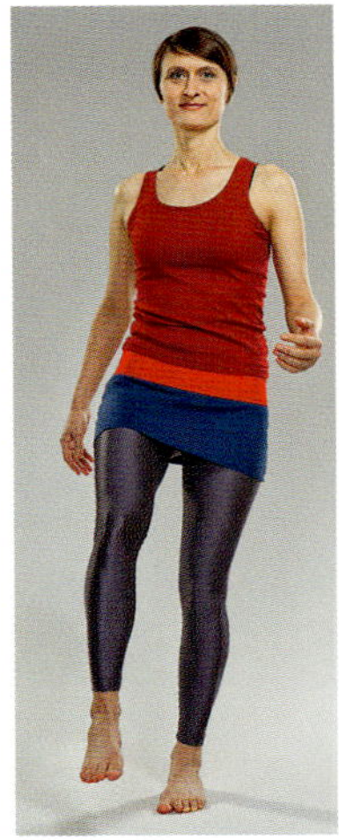
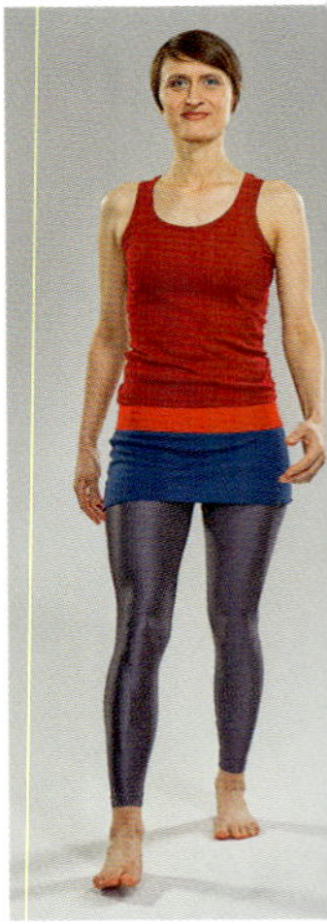

Als Nächstes drücken Sie den Fuß mithilfe der Bogenspannung aktiv vom Boden ab. Aber bitte nicht zu fest! Das Quergewölbe spannt sich im Moment des Abstoßes vom Boden sanft an. Sollten Sie beim Abdruck Ihre Zehen nach oben ziehen, üben Sie bitte wieder im Sitzen die Streckung der Zehen mit gleichzeitiger Aktivierung des Bogens des Vorfußquergewölbes.
Schwingen Sie durch den Impuls der Bogenspannung Ihr Bein nach vorn. Das Knie wird dabei gebeugt und zeigt geradeaus. Gehen Sie langsam los und integrieren Sie die Übung des „Bogens" in Ihren Gang. Beachten Sie auch die seitliche Stabilität Ihres Beckens. Im Moment des Abdruckes Ihres Fußes steigt Ihr

Becken auf der gleichen Seite nach oben vorn innen. Auf der Standbeinseite bildet Ihr Becken mit der Fuß- und Beinaußenseite möglichst eine Linie. Diese setzt sich bis in Ihre Achselhöhle fort. Sie können diese Aufgabe in den Bildern auch am Verlauf des roten Gürtels gut erkennen.

Die Spirale – Die Landung des Fußes auf dem Boden

Sie integrieren zu guter Letzt die Übung der „Spirale" im Moment des Bodenkontaktes der Ferse des vorderen landenden Fußes. Strecken Sie Ihre große Zehe in die Länge und zur Mittellinie zwischen beiden Füßen. Ihr Fuß wird sich beim Kontakt der ganzen Fußsohle zur großen Zehe hin verlängern.

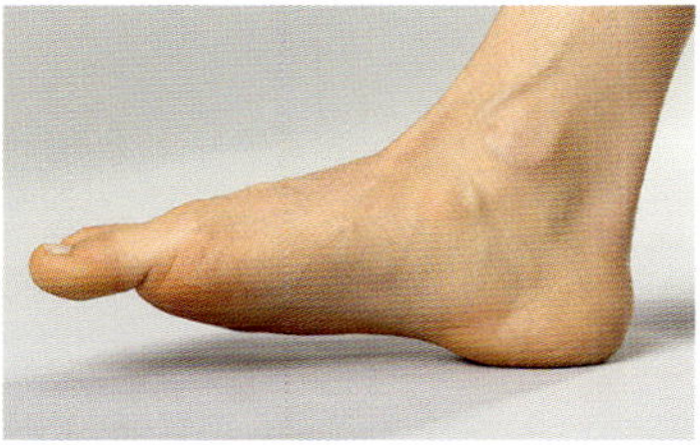

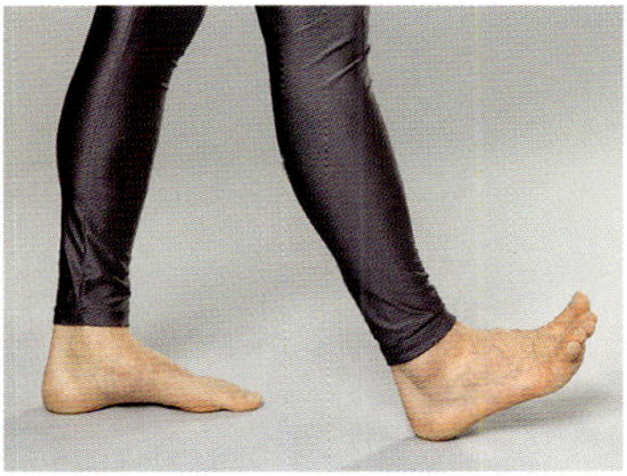

So nicht!

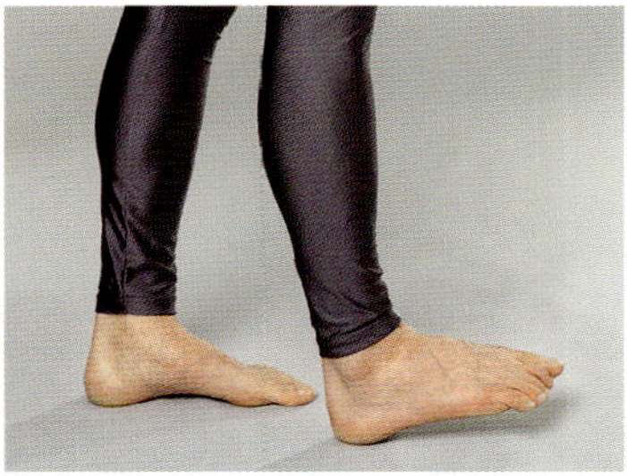

Richtig

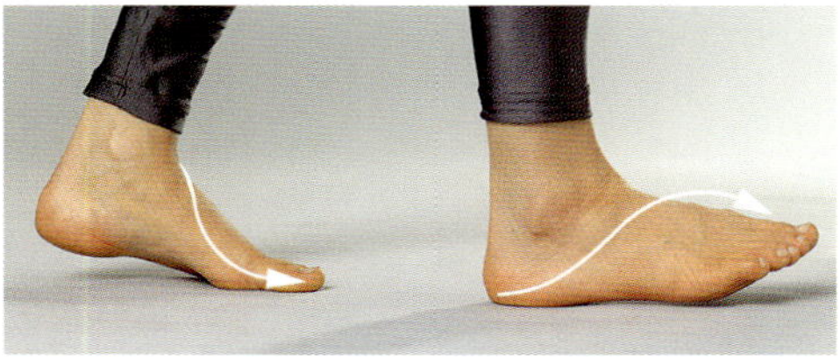

Spiralförmige Bewegung der Füße mit Verlängerung der großen Zehe

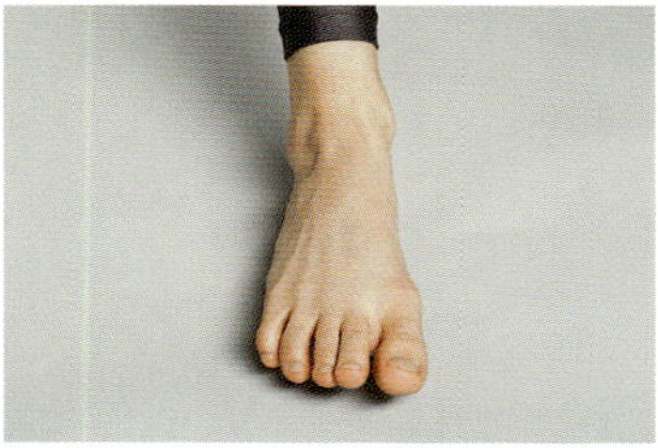

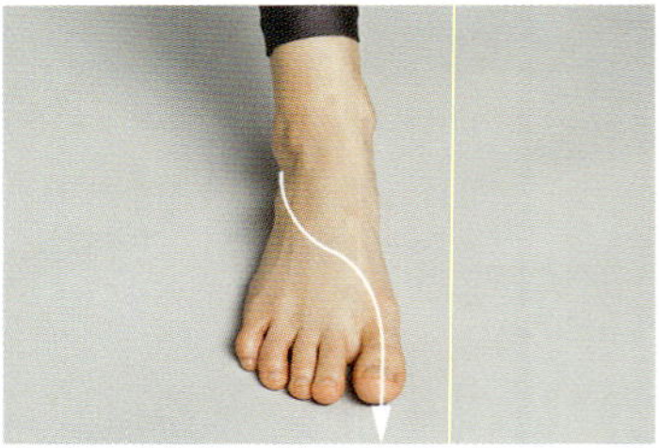

Ich gratuliere! Wenn Sie die letzte Übung erfolgreich in jeden Schritt integrieren, muss Ihnen um Ihre Füße nicht mehr bange werden. Sie können durch Ihr Bewusstsein großen Einfluss auf Ihren Hallux valgus nehmen. Sie benötigen dafür Zeit und eine innere Motivation.

Wenn Sie sich Hilfe holen möchten, würden meine Kolleginnen und ich uns freuen, Sie in der Fuß-Schule München begrüßen zu dürfen. Als Lektüre empfehle ich Ihnen außerdem mein Buch „Die Kunst des Gehens". Dort finden Sie viele weitere Übungen rund ums Gehen. Dies wird Sie besonders bei der Integration der Fuß-Übungen in Ihren Gang unterstützen.

Tipps und Hinweise

Schuhe

Ich werde immer wieder nach den richtigen Schuhen gefragt. Es ist von Vorteil, die meiste Zeit Schuhe zu bevorzugen, die der Tatsache Rechnung tragen, dass der Vorfuß bei Belastung länger und breiter wird. Dem Vorfußbereich und vor allem den Zehen sollte deshalb genügend Platz gegeben werden, während am Rückfuß mit seinen festen und großen Fußwurzelknochen der Schuh gut anliegend stützen sollte. Bei einem engen High Heel oder vielen Ballerinas verhält es sich genau umgekehrt: vorn eng und an der Ferse oft instabil. Selbstverständlich spielt auch die Größe der Socken und Strümpfe auf lange Sicht eine nicht zu unterschätzende Rolle.

Die Ferse braucht Stabilität, der Vorfuß genug Raum

Je nach Bodenbeschaffenheit sollte der Schuh mit einer festeren, leicht dämpfenden Sohle oder mit einer sehr flexiblen Sohle ausgestattet sein. Es gilt: je härter der Boden, desto fester und dämpfender die Sohle, je weicher und dämpfender der Boden, desto weicher die Sohle. Hüten Sie sich aber bei den Schuhsohlen vor einer übertrieben weichen Dämpfung, da ansonsten Ihr Nervensystem nicht weiß, in welchem Moment

Ihr Fuß den Boden berührt, und der Stoß auf der landenden Seite vor allem für Ihr Kniegelenk sehr hart wird. Untersuchungen haben gezeigt, dass barfuß gehende Menschen wesentlich vorsichtiger auftreten und deshalb den Stoß durch das Bein weicher gestalten.

Da es den idealen Schuh für alle Gelegenheiten und alle Füße nicht gibt, ist es außerdem von Vorteil, den Schuh öfters zu wechseln. Es gilt, je weniger Schuh und je weicher die Sohle, desto mehr muss Ihre Fußmuskulatur arbeiten, je fester die Sohle und der Schuh, desto weniger wird Ihr Fuß mit seiner Muskulatur beansprucht. Wenn Sie Schmerzen haben, ist es von Vorteil, die Fußmuskulatur durch das entsprechende Schuhwerk schonen zu können, doch je länger Sie Ihren Fuß schonen, desto schwächer wird die Fußmuskulatur. Alles hat seine Vor- und Nachteile. Bei akuten Schmerzen ist es ebenfalls meist hilfreich, wenn die Schuhsohle im Vorfußbereich mit einer Abrollhilfe ausgestattet ist. Dies bedeutet, dass die Schuhsohle rund nach oben gebogen ist, wie es bei allen Laufschuhen zu sehen ist.

Fußmuskulatur trainieren, aber bei Schmerzen entlasten

Einlagen

Einlagen stellen eine ergänzende Möglichkeit des Trainings dar. Sie stabilisieren den Fuß und können besonders bei akuten

Schmerzen Hilfe bieten. Die Einlage muss dazu individuell angepasst werden.
Bei den klassisch stützenden Einlagen wird Ihr Rückfuß auf der Innenseite stabilisiert. Durch eine Pelotte, eine Wölbung im Mittelfußbereich, wird das Quergewölbe angehoben.
Bei einer sensomotorischen Einlage wird über verschiedene Druckpunkte, kleine Erhöhungen in der Einlagensohle, Ihre Fußmuskulatur aktiviert. Welche Einlage für Sie die richtige ist und ob Sie vielleicht auch beide Arten nutzen können, ist von vielen unterschiedlichen Faktoren abhängig. Erstrebenswert ist längerfristig aber sicherlich eine aktivierende sensomotorische Einlage.

Sensomotorische Einlagen aktivieren die Fußmuskulatur

Barfußtraining

Wenn Sie noch keine Schmerzen an Ihren Füßen entwickelt haben, ist es auf einem weichen Untergrund sehr wohltuend, barfuß zu laufen. Eine Wiese, Waldboden oder ein Strand mit feinem Sand sind besonders geeignet. Aber auch Barfuß-Parcours werden zunehmend angeboten.
Durch das Barfußgehen wird Ihre Fußmuskulatur besonders effektiv trainiert und Sie können die Übungen in diesem Buch sehr gut in Ihren Gang integrieren. Sie werden beim Barfußgehen vorsichtiger auftreten und dem Boden und seiner Be-

schaffenheit mehr Beachtung schenken als bei einem harten, asphaltierten Untergrund, der am besten für Räder und Rollen (Auto, Fahrrad, Rollerblades, Skateboard) und nicht für Füße geeignet ist. Die Verwendung von Barfußschuhen kann Ihre Füße vor Kälte und unangenehmen spitzen Steinchen oder Gegenständen schützen.

Operationen

In manchen Fällen ist die Spreizung des Vorfußes, vor allem die Abspreizung des ersten Mittelfußknochens und der daraus entstehende Hallux valgus, weit fortgeschritten. Alle in diesem Ratgeber vorgeschlagenen Maßnahmen, alles Üben hilft in diesen schlimmen Fällen nicht, die Schmerzen zu lindern und in den Griff zu bekommen. Dann sollten Sie mit einem Arzt abwägen, ob eine Operation Ihre Situation verbessern kann. Bei einer Operation wird der Abstand zwischen dem ersten und zweiten Mittelfußknochen wiederhergestellt. Dazu wird der erste Mittelfußknochen korrigiert. Dies führt dazu, dass die Streck- und Beugesehnen der Großzehe wieder über die Mitte des Großzehengrundgelenkes ziehen und nicht mehr als Bogenspanner agieren. Alle verwendeten Schrauben, Platten und Drähte können nach der Operation Probleme bereiten und sollten deshalb nach ein bis zwei Jahren wieder entfernt werden.

Eine Operation kann Linderung bringen

Der Autor

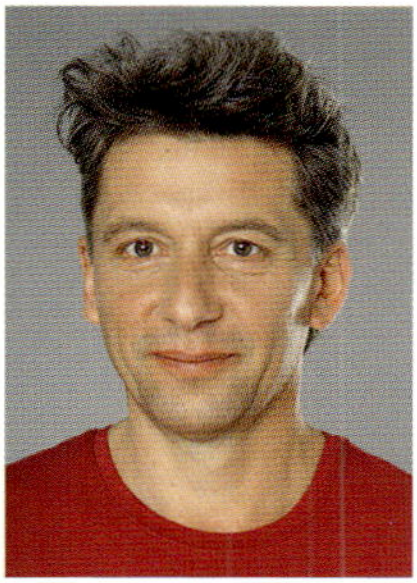

Thomas Rogall, 1961 in München geboren, aufgewachsen in Oberbayern und München, arbeitet seit 1988 als Masseur und seit 1996 als Physiotherapeut in eigener Praxis in München. Er absolvierte verschiedenste Fortbildungen in körpertherapeutischen Bereichen von Yoga, Shiatsu, Feldenkrais und Spiraldynamik®. 2007 gründete er die *Spiraldynamik®-Fuß-Schule München*, inzwischen *Fuß-Schule München – „Die Kunst des Gehens"*. Thomas Rogall ist Lehrer für „Bewegte Anatomie" am Ausbildungsinstitut für Tanz- und Ausdruckstherapeuten bei CITA München. In freien Seminaren ist er seit 1998 auch in der Fortbildung für Yogaschüler tätig. Sein erstes Buch „Die Kunst des Gehens" erschien 2011. Weitere Infos finden Sie unter www.fussschule.com.

Kompetente *Ratgeber* **Praktische** *Hilfe*

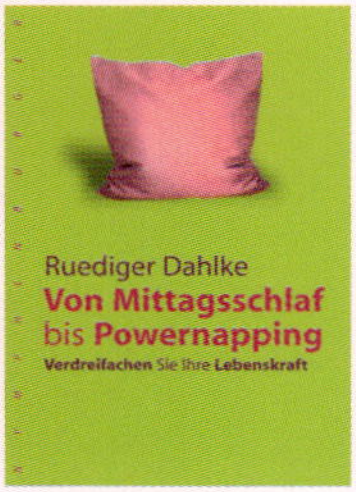

ISBN 978-3-485-01335-2
64 Seiten, farb. Abb.

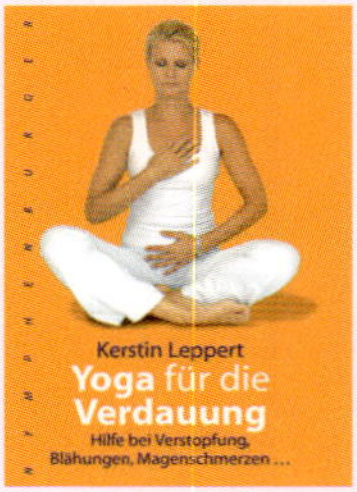

ISBN 978-3-485-02811-0
72 Seiten, farb. Abb.

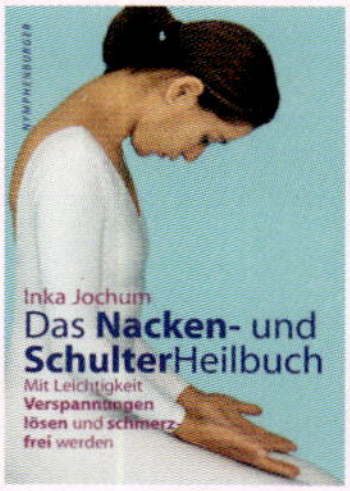

ISBN 978-3-485-01158-7
64 Seiten, farb. Abb.

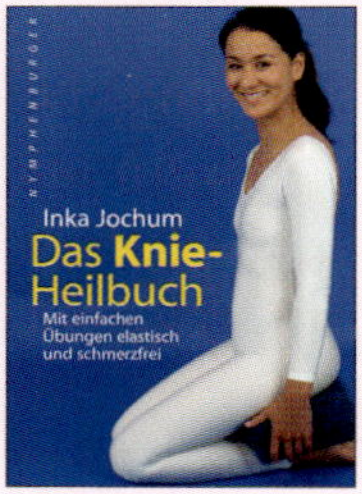

ISBN 978-3-485-01300-0
64 Seiten, farb. Abb.

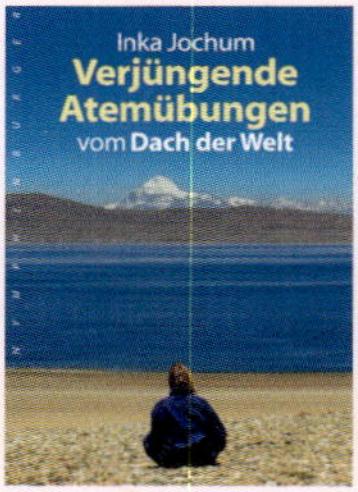

ISBN 978-3-485-01389-5
64 Seiten, farb. Abb.

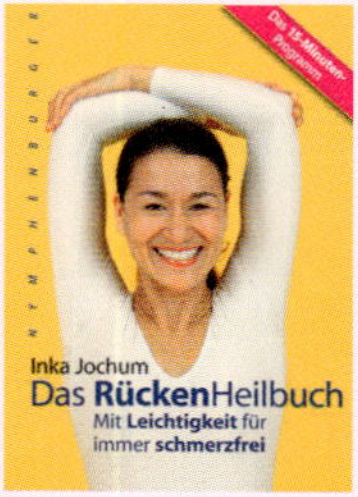

ISBN 978-3-485-00857-0
56 Seiten, farb. Abb.

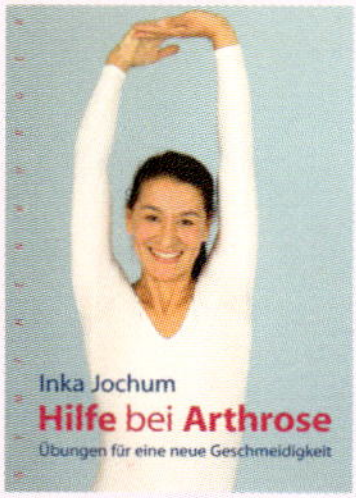

ISBN 978-3-485-02812-7
64 Seiten, farb. Abb.

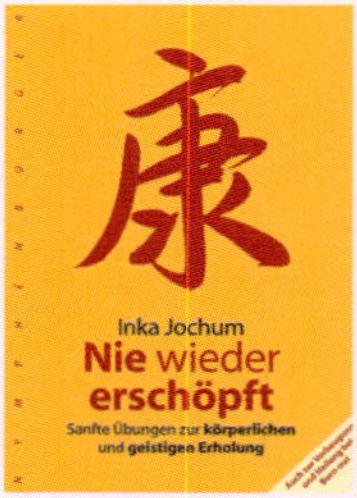

ISBN 978-3-485-01362-8
64 Seiten, farb. Abb.

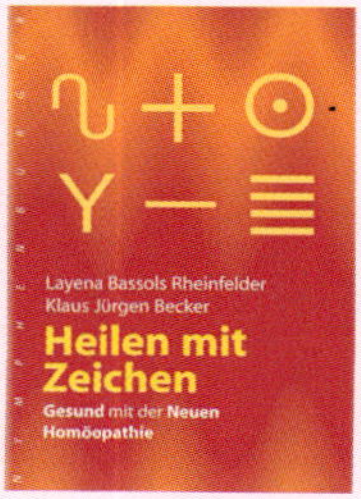

ISBN 978-3-485-01195-2
64 Seiten, farb. Abb.

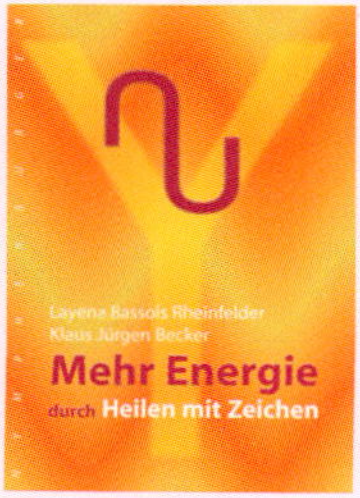

ISBN 978-3-485-01315-4
64 Seiten, farb. Abb.

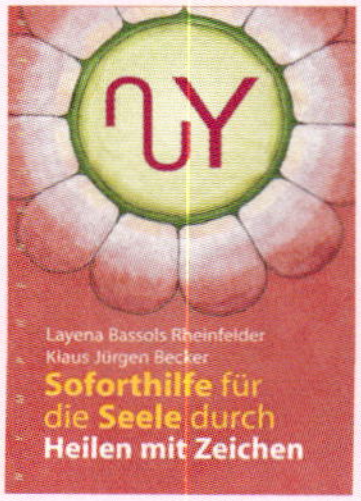

ISBN 978-3-485-01363-5
64 Seiten, farb. Abb.